Dr Amand MIORCEC

ÉTUDE COMPARATIVE

DE

QUELQUES PROCÉDÉS D'EXPLORATION

DE LA

Perméabilité Rénale

Bleu de méthylène. — Glycosurie phloridzique.
(Toxicité urinaire. — Cryoscopie — Chlorurie alimentaire.)

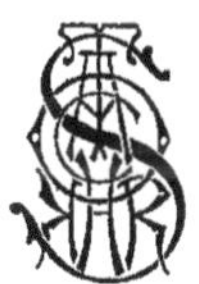

A. STORCK & Cie, IMPRIMEURS-ÉDITEURS

LYON —

PARIS, 16, rue de Condé, près l'Odéon

—

1902

Dᴿ Aᴍᴀɴᴅ MIORCEC

ÉTUDE COMPARATIVE

DE

QUELQUES PROCÉDÉS D'EXPLORATION

DE LA

Perméabilité Rénale

Bleu de méthylène. — Glycosurie phloridzique.
(Toxicité urinaire. — Cryoscopie — Chlorurie alimentaire.)

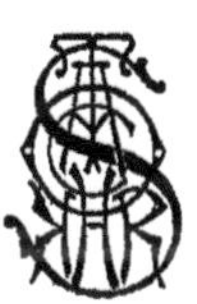

A. STORCK & Cⁱᵉ, IMPRIMEURS-ÉDITEURS
—⁎⋅ LYON ⋅⁎—
PARIS, 16, rue de Condé, près l'Odéon
—
1902

A LA MÉMOIRE DE MON PÈRE

A MA MÈRE

A MES PARENTS

A MES AMIS

A M. le Docteur CADE

Chef de clinique à la clinique médicale de M. le Professeur Bondet.

A M. le Professeur BONDET

Professeur de clinique médicale,
Membre correspondant de l'Académie de médecine,
Chevalier de la Légion d'honneur.

A MES MAITRES CIVILS ET MILITAIRES

A MON PRÉSIDENT DE THÈSE

M. le Professeur TEISSIER

Professeur de Pathologie interne à la Faculté,
Membre correspondant de l'Académie de Médecine,
Médecin honoraire de l'Hôtel-Dieu,
Chevalier de la Légion d'honneur.

Arrivé au terme de nos années d'École, il nous est doux de jeter un regard en arrière et d'adresser nos remerciements à tous ceux qui nous ont témoigné quelque sympathie.

C'est vers Monsieur le professeur Teissier que se porte tout d'abord notre pensée. Ayant eu l'honneur d'être reçu dans son intimité, auditeur assidu de ses Leçons, nous nous souviendrons toujours avec émotion de sa grande bonté, et nous nous sentons fiers d'être de ses élèves. Qu'il soit assuré de notre grande admiration et de notre sincère reconnaissance.

Nous avons toujours trouvé, près de Monsieur le Directeur de l'École du Service de Santé militaire et de Madame Claudot, l'accueil le plus bienveillant. Nous tenons à leur adresser ici l'expression de notre vive gratitude.

Que Monsieur le professeur agrégé Bérard nous permette de le remercier de l'amabilité avec laquelle il a bien voulu nous recevoir et de la sympathie qu'il nous a témoignée.

Nous avons passé, chez Monsieur et Madame Castex-Desgrange, des moments très agréables et qui compteront parmi les meilleurs souvenirs de notre séjour à Lyon.

— 8 —

Monsieur d'Alaret-Solier a particulièrement droit à notre reconnaissance pour la grande bonté avec laquelle il nous a accueilli pendant nos années d'Ecole; nous sommes heureux de lui en apporter ici l'hommage.

Que Monsieur le médecin-major Boisson veuille bien recevoir nos remerciements pour les services qu'il nous a rendus.

INTRODUCTION

L'idée première de ce travail nous a été fournie par
M. le professeur Teissier. En nous parlant de l'insuffisance
rénale, il nous fit comprendre combien il serait intéressant
de rechercher chez un même malade le degré de la perméabilité des reins, successivement au moyen de différentes méthodes et particulièrement au moyen des procédés les plus récemment préconisés. Il voulut bien nous
faire l'honneur de nous confier ce travail et nous proposa
d'étudier comparativement : le bleu de méthylène, la
glycosurie phloridzique, la toxicité urinaire, la cryoscopie
et la chlorurie alimentaire.

Nous avons divisé notre exposé en six chapitres. Dans
le premier, nous rappelons brièvement et par ordre chro-
nologique les différentes méthodes qui ont été successivement employées pour apprécier la perméabilité rénale.

Dans le second, nous aurons en vue plus spécialement
les travaux concernant la comparaison entre eux des différents procédés d'appréciation de la perméabilité rénale.

Dans le troisième, nous exposons les méthodes que nous
avons adoptées.

A. Miorcec.   1

Dans un quatrième chapitre, nous fixons les conditions dans lesquelles nous avons opéré et la technique que nous avons suivie.

Dans un cinquième, nous apportons nos observations.

Enfin, dans le dernier chapitre, nous discuterons les résultats obtenus et nous essaierons d'en tirer quelques conclusions pratiques.

Mais avant d'aborder notre sujet, nous tenons à assurer de notre profonde reconnaissance M. le professeur Bondet, qui voulut bien nous ouvrir toutes grandes les portes de son laboratoire et mettre à notre disposition tout ce qui nous était nécessaire pour mener à bien la tâche entreprise.

Nous devons aussi remercier tout particulièrement M. le docteur Barjon, médecin des Hôpitaux, et M. le docteur Cade, chef de clinique à la Clinique médicale de M. le professeur Bondet, qui ont bien voulu nous mettre au courant de la technique concernant les recherches auxquelles nous nous sommes livré et nous ont prodigué sans compter leurs conseils et leurs encouragements.

CHAPITRE PREMIER

Historique.

La recherche d'une méthode permettant. d'apprécier la perméabilité rénale n'est pas une nouveauté.

Cette question a depuis longtemps déjà préoccupé les médecins et à bien juste titre, si l'on songe à l'importance diagnostique et pronostique de cette notion clinique.

Les premiers auteurs n'avaient à leur disposition que les renseignements fournis directement par l'examen du malade : l'hypertrophie du cœur, le bruit de galop, les hydropisies, les manifestations urémiques, les petits signes du brightisme, tous ces symptômes réunis donnaient évidemment des notions précieuses sur l'état du rein, la nature de ses lésions, mais ne suffisaient pas pour juger de sa perméabilité.

L'examen des urines constituait déjà un progrès, la densité et le volume des urines, tout en fournissant des indications de grande valeur, ne pouvaient pourtant servir de critérium pour apprécier la perméabilité rénale car la présence de l'albumine d'une part, l'absence de rapport constant entre le volume des urines et la perméabilité rénale d'autre part constituent autant de causes d'erreur.

Il en est de même de la recherche de l'albumine dont la présence, inconstante d'ailleurs en cas de néphrite, n'est pas toujours synonyme de lésion rénale, de même enfin de la présence dans l'urine de sédiments organisés, qui ne peuvent indiquer dans quelle mesure est troublé le fonctionnement des reins. C'est pourquoi avant l'introduction des méthodes expérimentales, l'observation seule des malades fournit aux cliniciens des renseignements approximatifs sur la perméabilité rénale.

C'est l'absence d'odeur des urines à la suite de l'ingestion de certaines substances qui attira tout d'abord l'attention des auteurs.

Hahn en 1820 donne de l'essence de térébenthine à un goutteux et ne constate pas l'odeur de violette caractéristique dans les urines de son malade.

Rayer en 1837 remarque que chez les gens atteints de mal de Bright l'ingestion d'asperges ne communique pas à l'urine l'odeur d'acide hippurique.

Même observation faite par Corlieu en 1856 à la Société de médecine pratique.

Puis l'on remarqua combien il était dangereux de donner aux brightiques des médicaments actifs. Todd en 1857 signale des phénomènes d'intoxication chez un goutteux à qui il avait ordonné vingt-cinq grammes de poudre de Dower.

Cornil en 1864 est témoin des mêmes phénomènes chez un brightique pour une dose modérée d'opium.

Roberts en 1865, dans une note sur « la susceptibilité des albuminuriques pour les médicaments actuels » cite des cas d'empoisonnement par le mercure.

Dic Dukworth en 1866 montre la lenteur de l'élimination chez les brightiques pour l'iode, les carbonates alcalins, les sels de potasse et de soude.

Bouchard en 1873 conseille dans ses leçons cliniques inédites de ne pas donner de médicaments actifs aux malades présentant de l'albumine dans les urines.

Chauvet, un de ses élèves (1877), fait le dosage comparatif de l'élimination des médicaments chez les sujets sains et chez les brightiques. Il constate pour le sulfate de quinine que l'élimination se prolonge plus longtemps, et apparaît plus tard chez ces malades que chez les individus sains ; en outre tandis que chez un sujet normal il apparaît un quart de la quantité ingérée, chez eux au contraire on n'en trouve au plus qu'un dixième. Les mêmes remarques sont applicables à l'iodure de potassium, au mercure, à l'acide salicylique, au brome.

Bruneau en 1880 étudie le « passage de quelques médicaments dans les urines ; modifications qu'ils y apportent et transformations qu'ils subissent dans l'organisme » (Thèse de Paris 1880).

Vincent (Thèse de Lyon) « nouvelles recherches sur l'élimination de l'iodure par les urines ». La même année recherches de Desprez sur l'élimination de l'iodure chez le sujet sain et chez le brightique et constatation du retard de l'élimination chez ce dernier.

Lépine en 1885 fait une communication sur le même sujet au congrès de Grenoble.

Cogniard en 1888, à l'Institut égyptien, insiste sur le danger de donner des médicaments actifs à un sujet atteint de néphrite et cite des cas d'intoxication.

Recherches de Mlle Chopin sur l'acide salicylique : la quantité éliminée chez le sujet sain est de beaucoup supérieure à celle éliminée par le brightique.

Gastinel (Thèse de Lyon, 1888) montre la lenteur de l'élimination de certains médicaments chez le brightique et le danger qui peut résulter de leur emploi.

Les thèses de Bourdette et de Laffay (1893) rappellent ces travaux.

J. Noé étudie l'élimination de l'iodure par les urines et par la salive dans le cas de néphrite.

A toutes ces méthodes on pourrait reprocher :

1° Que les médicaments étant donnés par la voie stomacale, il en pouvait résulter de sérieuses causes d'erreur ;

2° Que ces médicaments injectés pouvaient être dangereux.

Aussi la recherche de la perméabilité rénale entrat-elle dans une voie beaucoup plus féconde le jour où l'on eut à sa disposition une méthode permettant d'injecter au malade, et sans danger pour lui, une substance capable de colorer ses urines.

C'est la communication de MM. Achard et Castaigne à la Société médicale des hôpitaux, en 1897, qui réalisa ce progrès. Ces auteurs firent choix du bleu de méthylène ou chlorure de tétraméthylthionine et montrèrent que si, après une injection de 0,05 cent., la coloration de l'urine apparaît plus tardivement et persiste plus longtemps, on pouvait affirmer une lésion des reins.

Nombreux furent à partir de ce moment les travaux sur ce sujet. A Paris : thèses de Villefosse, Dériaud et Bourg. A Toulouse : thèse de Perez.

Citons encore les travaux du professeur Lemoine, les

communications de MM. Achard et Castaigne (*Bull. et Mém. de la Soc. méd. des Hôp.*, 1897-98-99), les recherches de MM. Chauffard et Cavasse (1898), de MM. Tuffier, Guyon et Albarran.

C'est alors que paraît le mémoire de MM. Bard et Bonnet : « Recherches et considérations cliniques sur les différences de perméabilité rénale dans les diverses espèces de néphrites », *Archives générales de médecine* février-mars-avril 1898) sur lequel nous aurons occasion de revenir plus loin.

Enfin, l'élimination du bleu est encore étudiée en Italie, par G. Nesti (Sulla diagnosi de la permeabilita renale colle inezioni di bleu di mitilène ; *La Settimana med.* 16 et 23 juillet 98), en Allemagne par Fr. Müller (*Wiener Klin Wochens.* 15 juin 1899), en France, par L. Prudhommeaux (Thèse de Paris, 1899), Reynaud et Olmer (*Marseille médical*, octobre 1899), Achard et Clerc (*Bull. et Mém. de la Soc. méd. des Hôp.*, février 1900), Vidal (id., 1900), Léon Bernard (Thèse).

En somme, depuis la communication de MM. Achard et Castaigne en 1897, la question de la recherche de la perméabilité rénale est à l'ordre du jour, et nous voyons proposer de nouveaux moyens de diverse nature pour la mettre en évidence.

Dans une communication à la Société de médecine de Lyon, M. le professeur Lépine propose l'emploi d'une matière colorante rouge : *rosaniline trisulfonate de soude* (*Lyon méd.*, 20 février 1898).

Cette méthode est développée par Dreyfus (Thèse de Lyon, 1898). Nous relevons seulement les deux premières conclusions de ce travail inaugural.

1° La recherche de la perméabilité par la *rosaniline trisulfonate de soude* présente sur le procédé d'Achard et Castaigne l'avantage de substituer à une méthode qualitative un procédé quantitatif clinique.

2° Le procédé apporte, en outre de la durée, un élément important d'appréciation de la fonction rénale, bien que chaque substance présente un coefficient propre de passage.

MM. Achard et Clerc expérimentent avec la *fuchsine acide*, corps très voisin du précédent (*Bull. et Mém. de la Soc. des Hôp.*, février 1900).

Aux méthodes préconisant l'emploi de matières colorantes viennent s'en ajouter d'autres.

Signalons d'abord la méthode de la glycosurie phloridzique. Déjà en 1896, Klemperer ayant fait ingérer de la phloridzine à dix malades atteints de néphrites chroniques, avait noté sept fois l'absence de glycosurie (Klemperer : Ueber regulatorische Glykosurie und renalen Diabetes, *Verhåndlungen des Vereins für innere medicin zû Berlin*, 18 mai 1896).

D'autre part, Magnus Lévy, après injection de phloridzine sous la peau, avait obtenu de fortes glycosuries même dans les affections rénales, mais cet auteur avait employé de très fortes doses (Magnus Lévy, ibid. 15 juin 1896, *Deutsch medicin* Wochenschrift, 12 nov. 1895).

Ce sont MM. Achard et Delamare qui ont bien fixé la technique du procédé et ses applications à l'étude des fonctions rénales (Achard et Delamare, *Bull. et Mém. de la Soc. méd. des Hôp.*, 7 avril 1899).

La thèse de Delamare (Paris 1899), celle de Cloupet (Toulouse 1899) ont été consacrées à ce sujet. Nous reviendrons plus loin sur cette méthode.

Signalons encore une autre méthode intéressante, déjà préconisée par M. Bouchard en 1887 : la recherche de la toxicité urinaire ; nous y reviendrons en détail.

Enfin deux autres procédés pour évaluer la perméabilité rénale sont entrés dans la pratique il y a à peine deux ans : la cryoscopie, qui a été étudiée particulièrement par MM. Claude et Balthazard, et la chlorurie alimentaire, dont la technique et les résultats ont été exposés par MM. Claude et Mauté.

Telle a été, brièvement résumée, l'évolution des recherches concernant la perméabilité rénale, depuis le moment où Hahn donnant de l'essence de térébenthine à un goutteux ne constatait pas dans les urines de son malade l'odeur de violette caractéristique.

CHAPITRE II

Nous avons vu dans le chapitre précédent les nombreux procédés proposés par les divers auteurs pour apprécier la perméabilité rénale. Mais une question plus intéressante se présentait, c'était de comparer entre elles plusieurs de ces méthodes pour s'efforcer d'en trouver une répondant plus spécialement aux besoins de la clinique et fournissant, à défaut d'un diagnostic précis de la lésion, les éléments permettant de formuler un pronostic.

Or, jusqu'ici, les travaux ont été assez peu nombreux sur ce sujet ; nous en avons relevé les principaux dont nous tenons à donner ici un court aperçu.

Le premier en date est le mémoire de MM. Bard et Bonnet : « Recherches et Considérations cliniques sur les différences de perméabilité rénale dans les diverses espèces de néphrites », paru dans les *Archives générales de Médecine* des mois de février, mars et avril 1898-Les auteurs apportent vingt-cinq observations de néphri. tes de diverse nature et étudient comparativement chez leurs malades l'élimination du bleu de méthylène et de l'iodure de potassium. Nous extrayons de ce travail les conclusions suivantes :

« Pour les néphrites interstitielles, l'imperméabilité se traduit pour le bleu par un retard dans l'apparition première et dans celle du maximum, par la prolongation| de l'élimination, enfin par l'irrégularité de celle-ci, irrégularité à peu près constante, et souvent très accusée ; cette irrégularité est sans doute dominée par des actions nerveuses, des influences réflexes ; elle est en rapport avec ce fait, évident à priori, que l'action glandulaire du rein est sous la dépendance du système nerveux.

« Pour l'iodure, l'élimination est prolongée, la quantité éliminée est diminuée, l'élimination des premières vingt-quatre heures ne dépasse pas la moitié du chiffre normal et reste parfois bien au-dessous. L'élimination est plus régulière, les à-coups et les irrégularités sont plus rares, d'où on peut conclure que l'élimination de l'iodure est beaucoup moins influencée que celle du bleu par le système nerveux, c'est-à-dire qu'elle est plus indépendante de l'action glandulaire propre du rein. »

Pour les néphrites épithéliales, la perméabilité est toujours très augmentée.

Pour les néphrites interstitielles secondaires aux néphrites épithéliales, la perméabilité est accrue pour le bleu, diminuée pour l'iodure.

Nous arrivons ensuite aux travaux de M. Bernard. Dans son travail inaugural intitulé « Les fonctions des reins dans les néphrites chroniques », M. Bernard, présente vingt et une observations de malades atteints de néphrite chronique et chez lesquels les fonctions d'excrétion des reins ont été étudiées à l'aide des moyens suivants :

1° Mode d'élimination des poisons de l'organisme, par l'analyse physiologique du sérum sanguin et des urines,

2° Mode d'élimination des substances excrémentitielles de l'organisme, par l'analyse chimique du sang et des urines.

3° Mode d'élimination des substances expérimentalement introduites dans l'organisme par le procédé du bleu de méthylène de MM. Achard et Castaigne.

Nous insisterons surtout sur les résultats obtenus :

Dans huit observations, la recherche parallèle de l'élimination toxique, de l'élimination urinaire et de l'élimination du bleu a fourni des renseignements absolument concordants ; discordance apparente pour neuf observations, et enfin deux cas réellement contradictoires. « Il en résulte, dit M. Bernard, que, la plupart du temps, les différents modes de recherche de la perméabilité rénale fournissent des résultats concordants ; qu'il n'existe de discordance profonde entre eux que dans des cas tout à fait exceptionnels ; que seules des différences peu importantes de degré les séparent assez souvent. Il en résulte encore que dans la pratique, on pourra explorer la perméabilité rénale à l'aide d'un seul de ces procédés.... Lequel des différents procédés que nous avons mis en œuvre simultanément conviendra-t-il d'employer isolément ? Après tout ce que nous avons dit dans les pages qui précèdent, nous croyons inutile d'insister sur l'insuffisance de l'analyse chimique des urines et de la recherche de la toxicité du sérum, qui relèvent de conditions trop complexes, multiples et indépendantes de la fonction rénale. La recherche de la toxicité urinaire et le procédé d'Achard et Castaigne, sous la condition de tenir compte de tous ses facteurs, donneront à notre sens des renseignements plus sûrs. Mais nous répétons, pour finir, que, chacun de ces procédés échappant par quelque côté à une interprétation certaine et complète, il vaudra toujours mieux, dans tous les cas douteux, les contrôler les uns par les autres. » (Bernard, Thèse de Paris 1900.) Ces recherches ont été reprises à la Société médicale des hôpitaux en janvier, février, mars 1900 et ont donné lieu à d'intéressantes discussions.

Au mois de juillet 1902, paraît dans les *Archives générales de médecine* un important mémoire de MM. Amédée Pugnat et Revilliod sous le titre : « Etude critique des procédés d'appréciation de la perméabilité rénale ». Les auteurs, frappés d'une part de ce fait, qu'à part le mémoire de MM. Bard et Bonnet, les recherches concernant la perméabilité rénale n'ont été effectuées qu'à l'aide d'un seul procédé, considérant d'autre part que la perméabilité rénale est une chose complexe, emploient comparativement plusieurs méthodes : le bleu de méthylène, la rosalinine trisulfonate de soude, la glycosurie phloridzique, l'iodure de potassium et le salicylate de soude.

Nous examinerons d'abord les résultats obtenus pour chaque méthode dans les diverses espèces de néphrites, et ensuite les résultats comparatifs obtenus par les auteurs.

La première méthode employée par MM. Pugnat et Revilliod est le bleu de méthylène. Leurs conclusions sont conformes à celles de MM. Achard et Castaigne : Retard dans l'apparition du bleu, prolongation de l'élimination, fréquence du polycyclisme dans les néphrites interstitielles ; élimination intense et rapide dans les néphrites épithéliales. Quant au dosage du bleu, MM. Pugnat et Revilliod concluent que « la quantité de bleu éliminée est éminemment variable aussi bien dans les cas normaux que dans les cas pathologiques; cette variabilité, que l'on doit attribuer à l'existence de causes destructives qui ne se font pas toujours sentir, enlève toute importance et toute signification réelle au chiffre du bleu éliminé ».

Relevons encore quatre cas dans lesquels il y a eu destruction complète du bleu dans l'organisme sans que la technique de l'opérateur puisse être en quoi que ce soit incriminée. Nous rapporterons deux cas analogues.

Le second procédé employé est celui de la rosalinine trisulfonate de soude, préconisée par M. le professeur Lépine et étudiée par Dreyfus dans son travail inaugural (Thèse de Lyon, 1898). A la suite d'une injection sous-cutanée de 1 c.c. d'une solution à 1/100 on constate dans le cas de néphrite épithéliale une élimination rapide, à maximum précoce, le taux subissant une diminution considérable (27 à 50 0/0 au lieu de 65 à 95 0/0). Au contraire, dans les néphrites interstitielles, apparition du rouge une heure après l'injection, maximum à la troisième heure, élimination prolongée.

Comparant au point de vue de l'utilisation clinique l'élimination du bleu de méthylène et de la rosaniline trisulfonate de soude, MM. Pugnat et Revilliod concluent que le moment d'apparition est le même, « seule la durée de l'élimination diffère, le rouge s'éliminant en 24 heures, tandis que le bleu exige de 35 à 72 heures ». En outre, dans l'élimination du rouge, grande rareté du polycyclisme, pas de chromogène, dosage plus facile.

Nous arrivons à l'iodure de potassium et au salicylate de soude.

Pour l'iodure, après une injection de 0,04 centig. la quantité éliminée dans les 14 premières heures varie de

0,018 à 0,029 milligr., apparition presque immédiate, élimination à maximum précoce, décroissant progressivement et ne subissant que de rares oscillations.

Dans les néphrites interstitielles au contraire, élimination prolongée, ne dépassant pas la moitié du chiffre normal. Enfin, dans les néphrites épithéliales, élimination rapide et massive.

Pour le salicylate de soude, après injection intramusculaire de 1 c.c. d'une solution à 30 p. 100, on a chez les sujets sains une élimination hâtive, massive au début, progressivement décroissante, sans oscillation marquée.

En cas de néphrites, l'élimination ne diffère que par sa durée et le rapport existant entre la quantité de salicylate de soude des cinq premières heures et la quantité totale. Dans les néphrites épithéliales, la durée de l'élimination et le rapport sus-mentionné sont normaux. Dans les néphrites interstitielles, l'élimination est prolongée, la quantité éliminée pendant les cinq premières heures est faible vis-à-vis de la quantité totale dont elle n'atteint même pas la moitié.

« Comparés au bleu et à la rosaniline, le salicylate et l'iodure présentent un type d'élimination différent; tandis que ces derniers n'ont qu'à traverser les glomérules pour être éliminés, les premiers au contraire rencontrent la barrière épithéliale des tubuli avant de passer dans l'urine; l'élimination du salicylate et de l'iodure est un acte de filtration simple, simple phénomène physique, tandis que l'élimination du rouge et du bleu, tout en étant soumise aux lois de l'osmose, dépend dans une certaine mesure de l'activité sécrétoire des cellules épithéliales, elle-même commandée par le système nerveux. »

Après avoir étudié les procédés dont nous venons de parler, MM. Pugnat et Revilliod explorent la perméabilité rénale au moyen de la phloridzine. Ils distinguent suivant la quantité de sucre éliminée des cas d'hyperglycosurie, de glycosurie normale, d'hypoglycosurie, d'anaglycosurie complète.

Tout d'abord, chez vingt et un malades atteints d'affections rénales, ces auteurs n'ont jamais constaté d'hyperglycosurie. Dans treize cas, il y avait hypoglycosurie très prononcée, caractérisée par l'élimination d'une quantité indosable de sucre. Dans huit autres cas, anaglycosurie complète.

Ils constatent que l'hypoglycosurie et l'anaglycosurie se présentent indifféremment dans les néphrites épithéliales et interstitielles et dans les lésions dégénératives, et concluent : « L'épreuve de la phloridzine révélant un trouble rénal de la même façon dans tous les cas de néphrite, quelle qu'en soit l'espèce, ne peut fournir de données utiles au diagnostic différentiel. »

Comparée à l'élimination du bleu et du rouge, la glycosurie phloridzique constitue un phénomène d'une autre nature; elle indique non l'imperméabilité, mais une insuffisance des phénomènes sécrétoires. C'est ce qui explique la discordance avec le bleu et le rouge. En effet, s'il y a des lésions peu accentuées de sclérose interstitielle ou glomérulaire, il peut exister un certain degré d'imperméabilité qui se traduira par une prolongation dans l'élimination du bleu et du rouge, sans que les épithéliums soient altérés, et on aura une glycosurie normale.

Si les lésions de sclérose sont plus étendues et plus anciennes, les épithéliums auront subi un commencement

d'altération et on aura de l'hypoglycosurie en même temps
que la prolongation de l'élimination du bleu et du rouge.

Enfin, dans les néphrites épithéliales, l'élimination du
bleu et du rouge sera normale ou exagérée, tandis qu'il y
aura souvent anaglycosurie, traduisant l'altération des
épithéliums.

Tels sont les cinq procédés étudiés par MM. Pugnat et
Revilliod. Ils les divisent en deux groupes : 1° substances
à élimination épithéliale : bleu de méthylène et rosaniline;
2° substances à élimination glomérulaire ; iodure de
potassium et salicylate, et concluent à l'utilité d'employer
concurremment les deux épreuves, l'une renseignant sur
l'état du filtre glomérulaire, l'autre l'état du filtre glandulaire.

« Quant à la phloridzine, elle ne saurait être classée,
vu son mode d'action particulier, mais n'en fournit pas
moins des renseignements précis sur l'état d'intégrité ou
d'altération des épithéliums rénaux. »

Enfin ces auteurs estiment que « toute recherche sérieuse
de l'état de la perméabilité rénale comporte la mise en
œuvre de trois procédés au moins :

« 1° Du procédé du rouge ou du bleu, pour déceler
l'état du filtre épithélial ;

« 2° Du procédé de l'iodure ou du salicylate pour déterminer l'état du filtre glomérulaire ;

« 3° Du procédé de la phloridzine pour connaître l'activité glandulaire des épithéliums rénaux. »

Dans les *Archives générales de médecine* du mois
d'avril 1902, MM. Claude et Mauté apportent treize observations de malades atteints de néphrites. Ces malades ont
été étudiés tout particulièrement au point de vue de la

A. MIORCEC.   2

cryoscopie et de la chlorurie alimentaire, néanmoins l'épreuve du bleu de méthylène a été faite dans dix observations, et dans une de ces dix observations nous relevons en outre l'épreuve du salicylate de soude.

Les quatre premières observations pour lesquelles l'épreuve du bleu a été faite comparativement avec la chlorurie alimentaire ont trait à des malades que MM. Claude et Mauté classent dans la première variété des types qu'ils ont créés, c'est-à-dire à des malades supportant facilement leurs lésions, « chez qui l'alimentation ordinaire ne provoque le retour d'aucun accident, chez qui en un mot le rein suffit à sa fonction. »

Or l'épreuve du bleu a donné les résultats suivants :

OBSERVATION I

Début de l'élimination : Chromogène: 1 h. 1/2 après l'injection.
— — Bleu : 3 h., coloration très légère.
Maximum 1° : 7ᵉ heure.
— 2° : 30ᵉ heure.
Durée : 65 heures
Forme : continue

OBSERVATION II

Début : 3 heures — Durée : 150 heures.

OBSERVATION III

Début 3/4 d'heure (teinte extrèmement faible
Maximum 1° : 2 heures.
— 2° : 9 heures.
— 3° : 68 heures.
Durée : 4 jours.

OBSERVATION IV

Début : 2 heures
Durée : 110 heures.
Teinte : uniformément faible avec maximum vers la 7e heure.

L'observation V est celle d'un malade de la deuxième
variété, c'est-à-dire un de ceux qui « bien qu'ils se présentent le plus souvent sous des apparences cliniques identiques
à ceux de la première, ont besoin d'être suivis de plus près,
qui ne sont pas condamnés au régime lacté absolu, mais
qui ont besoin d'une hygiène sévère ».

Or, l'épreuve du bleu a donné chez ce malade les
résultats suivants :

Début : 3 heures. — Durée : 4 jours.

L'observation VI appartient à la troisième variété, qui
« comporte un pronostic plus sombre et comprend des malades chez qui le régime lacté absolu est de rigueur, le
moindre écart de régime pouvant déterminer de l'intolérance ».

Épreuve du bleu :
Début : 1/2 heure après l'injection.
Durée : 94 heures. Élimination continue, très faible, sans
maximum.

Les observations VII et VIII ont trait à des malades
faisant partie de la quatrième variété, « pour qui le pronostic est toujours fatal à bref délai, malgré le régime
lacté et toutes les précautions possibles ».

OBSERVATION VII

Épreuve du bleu : ni le bleu, ni le chromogène n'ont passé, au moins d'une façon appréciable.

Épreuve de salicylate de Na : 1 gr. de salicylate a été éliminé en 50 heures avec maximum vers la 14ᵉ heure.

OBSERVATION VIII

Épreuve du bleu :

Début : impossible à préciser à cause de l'oligurie. La première urine émise quatre heures après l'injection était bleu foncé.

Maximum : entre la onzième et la quinzième heure.

Durée : cent seize heures.

Intensité : normale.

Forme : continue.

L'observation XI représente un type intermédiaire entre la troisième et la quatrième variété, mais se rapprochant surtout de la quatrième.

Épreuve du bleu :

Début : quatre heures. Élimination : sept jours.

L'observation XIII est celle d'un malade tuberculeux atteint de néphrite chronique parenchymateuse d'origine scarlatineuse.

L'épreuve du bleu a été faite à un moment de l'évolution de la maladie où la chlorurie alimentaire permettait de la classer entre la première et la deuxième variété. Cette épreuve a donné les résultats suivants :

Début : une heure après l'injection, pas de chromogène au bout d'une demi-heure,

Maximum : entre 1 h. 1/2 et 3 h. 1/2 après l'injection.

Intensité : forte.

Forme : continue cyclique.

Durée : vingt-et-une heures.

Si nous relevons d'autre part les résultats fournis par la cryoscopie, nous trouvons pour les observations II et IV de l'insuffisance rénale caractérisée par l'élévation du rapport Δ/δ, une insuffisance très marquée pour l'observation VI ($\Delta/\delta = 1,7$ et 2, pour $\Delta V/P = 1500$ et 2400), de même pour les observations VII, VIII et XII.

Il nous semble, après avoir envisagé ces résultats, que l'épreuve du bleu, sauf dans l'observation XI, a toujours marché de pair avec la chlorurie, mais il n'y a pas toujours concordance absolue entre la cryoscopie et le bleu.

CHAPITRE III

———

Après avoir exposé les différents procédés d'exploration
de la perméabilité rénale et les principaux travaux comparatifs parus jusqu'à ce jour, nous devons, avant de
présenter nos observations, faire en quelques mots l'histoire des quelques méthodes auxquelles nous nous sommes
arrêté. Ces méthodes sont au nombre de cinq : le bleu de
méthylène, la glycosurie phloridzique, la toxicité urinaire, la cryoscopie et la chlorurie alimentaire.

Bleu de méthylène. — Nous empruntons aux publi-
cations de MM. Achard et Castaigne la plus grande
partie de ce qui a trait à cette méthode. Le bleu de méthylène ou chlorure de tétraméthylthionine, avant de
servir à l'appréciation de la perméabilité rénale, a été
utilisé dans la technique histologique et en thérapeutique.
Il fait partie des pyoctanines (Stilling); c'est un colorant
dérivé de l'aniline, poudre amorphe d'un bleu foncé mat,
sans saveur ni odeur, souvent mêlé à une petite proportion de chlorure de zinc. 5 centigrammes se dissolvent
dans 3 grammes d'eau (Combemale). Ce corps est doué de

propriétés antiseptiques et arrête le développement de la bactéridie charbonneuse.

Donné à l'intérieur à faible dose, il s'élimine par l'urine qu'il colore en bleu et n'apparaît dans aucune autre secrétion (20 centigrammes par jour). A dose plus forte (1 gramme à l'intérieur ou 8 centigrammes en injections sous-cutanées), il bleuit la plupart des sécrétions (Arnozan).

L'élimination du bleu de méthylène peut se faire de diverses manières : tout d'abord, et c'est la forme la plus fréquente, il s'élimine en nature.

Mais on peut aussi le trouver dans l'urine à l'état de dérivé incolore (Voisin et G. Hauser) qui provient d'une réduction du bleu dans l'organisme. Ce leuco-dérivé a été appelé *Chromogène* par MM. Achard et Castaigne. On peut, en effet, régénérer le bleu par l'action de l'acide acétique à chaud. La décomposition du bleu serait même plus complexe puisque F. Müller a pu distinguer deux chromogènes formés dans l'organisme : l'un redevenant bleu par la chaleur seule, l'autre par l'action simultanée de la chaleur et de l'acide acétique.

C'est à l'état de chromogène que la matière colorante circule dans le sang et c'est dans le rein qu'elle repasse en partie à l'état de bleu, par un phénomène d'oxydation (Achard et Castaigne).

Quand on a fait une injection de 5 centigrammes de bleu de méthylène à un malade ou qu'on lui en a fait ingérer 10 centigrammes, il faut étudier le début de l'élimination, sa durée, son rythme, et la quantité de matières éliminée.

Or, chez un sujet sain, le bleu apparaît très rapidement

dans l'urine entre un quart d'heure et une demi-heure, le chromogène paraissant habituellement le premier; l'élimination dure de trente-cinq à soixante heures, de forme continue cyclique. Quant au dosage, au taux de l'élimination, s'il est considéré par MM. Achard et Castaigne comme l'élément le plus important de l'épreuve, MM. Pugnat et Revilliod estiment au contraire qu'il est éminemment variable même dans les cas normaux et que cette variabilité lui enlève tonte signification nette.

L'épreuve du bleu de méthylène a été faite dans des affections de diverse nature et nous pouvons résumer ainsi les résultats obtenus :

Dans les néphrites interstitielles on constate tout d'abord un long retard dans le moment d'apparition de la matière colorante. Ce n'est souvent qu'au bout de plusieurs heures que l'urine est teintée de bleu, mais l'élimination est très prolongée et persiste pendant trois ou quatre jours, parfois même plus longtemps.

Dans les néphrites subaigües ou aigües et dans les néphrites chroniques diffuses, la perméabilité peut être conservée un certain temps.

Il peut même exister, comme l'a montré M. le professeur Bard, une véritable exagération de la perméabilité rénale, dans les néphrites épithéliales.

Dans la dégénérescence amyloïde des reins la perméabilité semble à peu près normale.

Chez les cardiaques asystoliques l'élimination peut être relativement bonne. Toutefois le taux de l'élimination est en général plus ou moins abaissé; mais si l'on a à faire à des cardiaques atteints de lésions rénales plus ou moins anciennes on peut observer le retard et la prolongation de l'élimination.

Dans la fièvre typhoïde toutes les variétés d'élimination ont été observées suivant les cas. Dans le cas d'albuminurie passagère la perméabilité peut être conservée, mais s'il y a vraiment complication de néphrite on observe les troubles de l'élimination correspondant à la nature de la lésion rénale.

Dans les affections cutanées c'est l'état des reins seul qui fixe le mode de l'élimination (Danlos et Leredde, Jean Lépine, Bernard).

Chez les malades atteints de cataracte, M. Frenkel (Congrès français de médecine, Montpellier, avril 1898) a signalé la diminution de la perméabilité rénale.

Dans le diabète l'élimination peut être normale, s'il n'existe pas de lésion rénale.

Dans l'épilepsie les résultats sont contradictoires ; pour les uns il y a élimination normale au moment des attaques, pour les autres le bleu ne passe que tardivement et l'élimination se prolonge.

Enfin on a observé une perméabilité normale chez des éclamptiques, plus ou moins altérée chez des brightiques enceintes et qui pourtant échappaient à l'éclampsie.

L'élimination du bleu de méthylène a été encore appliquée par les chirurgiens (Bazy, Tuffier, Guyon, Albarran) au diagnostic du siège de l'infection dans les voies urinaires.

Glycosurie phlorydzique.

La phoridzine, découverte par Stas et de Koninck en 1895, est considérée au point de vue chimique comme un glycoside de la phlorétine ; on l'extrait surtout de la racine du pommier.

Ses propriétés fébriles ont été préconisées en thérapeutique par les médecins belges, mais c'est sa propriété physiologique qui est la plus intéressante : la phloridzine, en effet, introduite dans l'organisme produit de la glycosurie sans que l'état général soit modifié.

Par quel mécanisme se produit cette glycosurie ? On a beaucoup discuté sur ce sujet.

Les uns ont dit que la phloridzine produisait du sucre par action sur le pancréas.

Mais les expériences ont montré que la glycosurie persiste après ablation du pancréas.

Pour d'autres auteurs, la phloridzine exercerait particulièrement son action sur le bulbe. Mais M. Lépine en sectionnant la moelle et en constatant l'apparition de sucre dans l'urine après une injection de phloridzine a ruiné définitivement cette hypothèse.

D'autres ont incriminé le foie, les uns soutenant que la phloridzine fait obstacle à l'assimilation du sucre, les autres prétendant que la phloridzine active la transformation du glycogène hépatique en sucre, par action directe sur le foie. Mais l'hypothèse des premiers semblait subordonner la glycosurie au régime alimentaire, or cela n'est pas, et en outre on peut répondre aux deux séries d'hypothèses qu'on a observé la glycosurie phloridzique chez des animaux privés de leur foie.

On a encore prétendu que la glycosurie était due à une insuffisance glycolytique des tissus sous l'influence de la phloridzine. Mais là encore la démonstration n'a pas été faite.

La théorie rénale est celle qui réunit le plus d'adhésions. Les expériences de Delamare prouvaient en effet que c'est par action directe sur le rein que la phloridzine produit de la glycosurie et que la glycose est un produit de sécrétion du rein.

Quant au mécanisme de cette action, on l'a expliqué de deux façons :

Pour les uns (théorie de l'élimination), sous l'influence de la phloridzine, là perméabilité rénale est exagérée et c'est la glycose du sang qui passe. De fait, des expériences ont montré qu'après la glycosurie, il y a hypoglycémie, mais d'autres auteurs ont obtenu des résultats contradictoires.

Pour les autres enfin (théorie de l'élaboration), la glycose est élaborée par la cellule rénale aux dépens d'éléments divers empruntés au sang.

Cette hypothèse a été prouvée par les expériences de Levenne. En effet, pendant la glycosurie phloridzique, le sang de la veine rénale est plus riche en sucre que celui de l'artère. D'autre part, des dosages du sucre contenu dans les reins eux-mêmes extirpés l'un avant, l'autre après une injection de phloridzine, montrent une augmentation considérable du sucre rénal après l'injection.

Enfin des analyses du sang chez les chiens, avant et après l'action de la phloridzine, indiquent une augmentation de la décomposition des substances protéiques sous l'effet de la phloridzine.

C'est donc par action sur le rein que se produit la glycosurie phloridzique.

Or, dans les affections rénales, les choses ne se passent pas de la même façon.

Déjà, en 1896, Klemperer avait noté l'anaglycosurie chez des malades atteints de néphrites, à la suite de l'ingestion de phloridzine. Au contraire, Magnus, après injection de fortes doses de phloridzine, constate l'apparition de fortes glycosuries, même dans les affections rénales.

Ces résultats, contradictoires en apparence, et dus en réalité à la différence de technique, n'infirment en rien la valeur séméiologique de la glycosurie phloridzique, qui, réglée par Delamare et Achard, est devenue un moyen précieux d'appréciation de l'état des fonctions rénales.

Delamare, dans son travail inaugural, présente cent cinquante-deux observations de malades chez lesquels la perméabilité rénale a été explorée au moyen de la phloridzine.

Ces observations sont classées en trois groupes :

1° Glycosurie régulière;

2° Glycosurie irrégulière, par diminution ou abolition de la quantité de sucre;

3° Glycosurie irrégulière par prolongation ou augmentation de la quantité de glycose.

En outre, dix cas dans lesquels il y a eu discordance entre l'épreuve du bleu et l'épreuve de la phloridzine.

Il en résulte que :

Chez le sujet sain, le sucre commence à être éliminé au bout d'une demi-heure ou d'une heure et disparaît au bout de deux ou quatre heures.

La quantité éliminée varie entre 50 centigrammes et 2 gr. 50. Ces résultats sont confirmés par soixante-deux cas.

Dans cinquante-sept observations, l'élimination a été

inférieure à 50 centigrammes ou nulle (quatorze néphrites interstitielles, six saturnines, quatre ascendantes par infection urinaire).

Dans vingt-trois observations enfin, il y a eu exagération de la glycosurie (broncho-pneumonie, fièvre typhoïde, rhumatisme articulaire aigu, surmenage, bronchite), avec élimination de 4 à 6 grammes de sucre.

« Presque toujours, les anomalies de la glycosurie phloridzique, surtout son absence ou son faible degré, et aussi sa prolongation, ont coïncidé avec des lésions rénales profondes, constatées à l'autopsie, soit avec des symptômes qui imposaient le diagnostic d'altération du rein ou qui rendaient tout au moins vraisemblable l'existence de troubles fonctionnels de ces organes. » (Delamare, Thèse de Paris, 1899).

Toxicité urinaire.

La recherche de la toxicité urinaire est la première méthode scientifique qui ait été préconisée pour apprécier la perméabilité rénale. C'est à M. le professeur Bouchard qu'en revient l'honneur. Cette méthode repose sur le principe suivant : les urines sont toxiques, et elles sont toxiques parce qu'elles contiennent des matières azotées très riches en carbone, des extraits aqueux qui produisent du myosis et des convulsions, des substances solubles dans l'alcool, qui produisent la somnolence, et enfin des matières colorantes.

Le rein devient-il imperméable, tout ou partie de ces substances toxiques sera retenue dans l'organisme et on aura parallèlement diminution de la toxicité urinaire et augmentation de la toxicité du sérum sanguin.

Cette question de la toxicité urinaire avait déjà préoccupé depuis longtemps les auteurs. Claude Bernard, Frerichs cherchaient la raison de la toxicité urinaire dans la présence au sein de ce liquide de certains corps tels que l'urée, le carbonate d'amoniaque, la potasse, les matières colorantes, M. Pouchet l'attribuait à la présence d'alcaloïdes.

En 1868 Muron à la suite d'injections sous-cutanées d'urine en affirme la non-toxicité. Felz et Ritter en 1881, Schiffer en 1883, M. Dupard, MM. Lépine et Guérin arrivaient au contraire à des conclusions opposées.

Mais la recherche de la toxicité urinaire n'est entrée dans une voie véritablement scientifique qu'avec les travaux de M. le professeur Bouchard (1887), qui en a bien réglé la technique et qui à l'aide de calculs fort simples a permis d'arriver à des résultats comparables entre eux. Nous parlerons au chapitre suivant de cette technique et de ces calculs.

La question a été reprise l'année suivante par MM. Teissier et Roque : « Nouvelles recherches sur la toxicité des urines albumineuses » (*Comptes rendus de l'Académie des sciences* 1888). Le coefficient urotoxique obtenu par ces auteurs est un peu supérieur à celui indiqué par M. Bouchard, msis les résultats obtenus sont les mêmes dans leur ensemble et démontrent surabondamment dans l'urine la présence de poisons convulsivants et de poisons narcotiques. En outre, fait particulièrement intéressant, MM. Teissier et Roques montrent que l'injection d'ucine de malades atteints de différentes formes d'urémie reproduit chez l'animal en expérience ces différentes modalités de l'intoxication urémique.

De nouvelles études sur la toxicité urinaire ont été faites dans ces dernières années par M. Léon Bernard, qui a étudié parallèlement la toxicité du sérum sanguin, et par M. Guinard (de Lyon).

Il ressort de tous ces travaux que l'urine d'un sujet normal est toxique, que cette toxicité, exprimée par le chiffre du coefficient urotoxique, diminue dans le cas d'imperméabilité rénale, augmente au contraire dans les maladies du foie.

On a fait à cette méthode de nombreuses objections. Les uns ont dit que c'était par une action purement mécanique et non toxique que le liquide injecté produit la mort de l'animal; mais les expériences de Dastre et Loye ont prouvé que l'on peut augmenter le contenu du système vasculaire dans une proportion considérable sans que la pression artérielle varie d'un dixième.

D'autres ont dit que le lapin ne réagissait pas comme l'homme et que en dehors de sa toxicité l'urine provoquerait la mort grâce à une différence d'isotonie.

Enfin on a critiqué la difficulté de la méthode, la fréquence des coagulations vasculaires, des embolies, l'impossibilité de rendre fixes la vitesse et la pression de l'injection.

Malgré tout il est incontestable que cette méthode bien appliquée rend de grands services à la clinique et M. Bernard à la suite de nombreuses expériences conseille d'y avoir recours concurremment au bleu de méthylène, comme moyen d'appréciation de la perméabilité rénale.

Cryoscopie. — La cryoscopie, on le sait, est basée sur la loi de Raoult : « L'abaissement du point de congélation d'une solution est proportionnel au nombre de molécules dissoutes dans l'unité de volume d'eau, quelles que soient la nature et la grosseur des molécules ».

MM. Claude et Balthazard, dans la *Presse médicale* du 7 février 1902, ont montré les applications que la pathologie et la clinique pouvaient déduire de cette loi ; c'est à leurs travaux que nous avons fait de larges emprunts pour l'exposé de ce qui suit.

Trois valeurs sont particulièrement intéressantes dans l'application de la cryoscopie à la pathologie : tout d'abord $\Delta V/P$, c'est-à-dire la diurèse moléculaire totale. Elle nous renseigne sur la valeur de la filtration au niveau du glomérule, et par suite, sur l'état de la circulation rénale, d'une façon tout à fait indépendante des altérations des épitéliums rénaux ; elle oscille chez les sujets normaux entre 3.200 et 4.200, peut descendre en cas de stase, s'élever en cas d'hypertension artérielle ; ensuite $\delta V/P$: c'est-à-dire la diurèse moléculaire élaborée. Cette valeur nous renseigne sur l'activité des échanges qui se passent dans le rein au niveau des épithéliums ; elle oscille chez le sujet sain de 2.200 à 2.600. Ajoutons que $\Delta V/P$ diminuant, $\delta V/P$ diminue, et réciproquement, chez le sujet normal.

Enfin, Δ/δ, qui nous donne le taux des échanges moléculaires. Cette valeur est particulièrement intéressante.

En effet, il résulte des recherches de MM. Claude et Balthazard que pour une valeur donnée de $\Delta V/P$, Δ/δ, ne dépasse pas telle autre valeur, quand le sujet est sain.

C'est ainsi que pour :

$$\Delta V/P = 500 \quad \Delta/\delta \text{ ne dépasse pas} \quad 1,05$$

$\Delta V/P$			Δ/δ		
—	= 1000	—	—	1,10
—	= 1500	—	—	1,25
—	= 2000	—	—	1,40
—	= 2500	—	—	1,45
—	= 3000	—	—	1,55
—	= 3500	—	—	1,65
—	= 4000	—	—	1,70
—	= 4500	—	—	1,75
—	= 5000	—	—	1,80
—	= 5500	—	—	1,85
—	= 6000	—	—	1,90

(Claude et Balthazard)

Or, l'accroissement de Δ/δ au-dessus de ces valeurs se rencontre toujours dans la néphrite avec insuffisance rénale. On conçoit donc toute l'importance de cette recherche au point de vue de l'étude du fonctionnement des reins.

Mais avant de passer aux résultats fournis par la cryoscopie dans les diverses maladies, nous devons voir tout d'abord ceux qui ont été obtenus chez les sujets normaux. D'intéressants travaux ont été publiés sur ce sujet : dans sa thèse inaugurale, notre camarade, le Docteur Barailhé (« Contribution à l'étude cryoscopique des urines », Thèse de Lyon, 1901), MM. Chanoz et Lesieur, dans le *Journal de physiologie et de pathologie générale* du mois de septembre 1902, ont formulé à ce sujet des conclusions intéressantes. Il résulte en effet de leurs recherches que « la

concentration moléculaire Δ de l'urine varie considéra-
blement aux diverses heures de la journée, que la
concentration de l'urine totale varie d'un jour à l'autre,
avec les saisons et les divers sujets, que des sujets con-
sidérés comme normaux et ayant une nourriture variée
ont très souvent des Δ/δ caractérisant l'imperméabilité
rénale » (Chanoz et Lesieur).

Malgré ces variations de la cryoscopie chez les sujets
normaux, cette méthode n'en a pas moins une grande
valeur, comme le prouvent les résultats toujours les
mêmes obtenus dans les affections du cœur et des reins

MM. Claude et Balthazard, en effet, à la suite de nombreuses observations ont pu formuler les conclusions
suivantes :

1° Dans les cardiopathies pures, diminution parallèle
de la diurèse moléculaire totale et du taux des échanges
moléculaires.

2° Dans les affections des reins, à la période urémique
ou seulement au début de l'insuffisance rénale, le taux des
échanges moléculaires (Δ/δ) est plus élevé qu'il ne devrait
être par rapport à la diurèse moléculaire totale, si le rein
était sain.

3° Dans les cas plus complexes, avec altérations simul-
tanées du cœur et des reins, la diminution de la diurèse
moléculaire totale exprime l'insuffisance cardiaque, tandis
que l'accroissement relatif du taux des échanges, par rapport au chiffre de la diurèse moléculaire totale, signifie
insuffisance des épithéliums rénaux (Claude et Balthazard).

Chlorurie alimentaire.

L'épreuve de la chlorurie alimentaire a été introduite dans la science par MM. Claude et Mauté (Soc. Méd. des Hôp. 2 mai 1902).

La question avait avant eux soulevé peu de discussions et les opinions émises étaient contradictoires. C'est ainsi que pour Frerichs, Bartels, Fleischer, le rein malade ne laisse pas passer le NaCl ; pour Bohne cette rétention peut même amener le coma urémique. Hoffmann au contraire n'admet pas la perméabilité du rein au chlorure de sodium et Limbeck et Dreser pensent qu'il y a parallélisme entre la rétention du chlorure de sodium et la rétention de l'eau.

MM. Claude et Mauté ont étudié l'élimination chlorurée d'une façon systématique ; nous empruntons à leur mémoire paru dans les *Archives générales de médecine* du mois d'août 1902 les considérations suivantes :

« Les sujets étaient soumis au régime lacté intégral 3 litres de lait par jour), puis pendant quatre jours au moins on ajoutait au régime lacté dix grammes de NaCl dissous dans cent vingt-cinq grammes d'eau et absorbés en trois fois dans la journée. Les urines étaient examinées avant, pendant et après l'épreuve au point de vue chimique et au point de vue cryscopique, suivant la méthode de Claude et Balthazard, ce qui nous a permis d'obtenir des courbes comparables entre elles.

« Chez le sujet sain l'augmentation du taux des chlorures commence et cesse brusquement en même temps que le début et la fin de l'ingestion du NaCl. Le taux des urines s'éléve en général, mais l'augmentation est loin d'être proportionnelle au taux des chlorures, qui sont augmentés aussi bien si l'on considère leur quantité quotidienne que leur degré de concentration dans les urines.

« Quant à l'excrétion des éléments achlorés, elle est aussi un peu augmentée et se maintient toujours plus élevée après la cessation de l'épreuve, grâce à l'action excito-crétoire que semble avoir même sur le rein sain le chlorure de sodium. Toutefois cette augmentation est loin d'être proportionnelle à celle des éléments chlorés.

« Aussi sur les courbes de cryoscopie on voit que les deux tracés qui caractérisent l'un la diurèse moléculaire totale ($\Delta V/P$), l'autre la diurèse des molécules achlorées ou molécules élaborées ($\delta V/P$) varient en sens inverse et s'éloignent notablement l'un de l'autre.

« Quant à la valeur Δ/δ qui fixe le taux des échanges moléculaires, elle s'élève brusquement, figurant un schéma d'insuffisance rénale artificielle à un degré très accentué. Ce qui s'explique aisément puisque la proportion de NaCl déversée au niveau des tubes rénaux est la cause d'un échange moléculaire insuffisant et réalisant les conditions qui se rencontrent en cas d'altérations rénales.

« Chez une première variété de malades, on observe absolument après l'ingestion de NaCl les mêmes phénomènes que chez les gens sains. Même augmentation brusque de l'élimination chlorée, même diminution après la cessation du médicament, écart superposable entre les tracés de $\Delta V/P$ et $\delta V/P$, même schéma passager d'insuffisance rénale.

« Chez les malades de notre deuxième catégorie les tracés de chlorures sont encore à peu près identiques à ceux que nous avons obtenus chez le sujet sain, au moins quant à leur forme, c'est-à-dire que l'augmentation des éléments chlorés est proportionnelle à l'ingestion du chlorure de sodium et commence et cesse avec elle. Cependant le type d'insuffisance rénale artificielle que nous notions tout à l'heure n'existe plus ou est peu marqué. C'est qu'en effet le chlorure de sodium n'a pas eu seulement pour effet d'augmenter les éléments chlorés, il a aussi augmenté d'une façon proportionnelle les éléments achlorés et, en particulier, les éléments azotés (représentés sur les tracés par $\delta V/P$). Cette augmentation des éléments achlorés persiste du reste pendant plusieurs jours après la cessation du NaCl, comme si les épithéliums avaient été influencés d'une façon favorable par le sel.

« Troisième variété. — Il existe un certain nombre de malades qui diffèrent du type normal par la façon dont ils éliminent le chlorure. Chez eux, en effet, le NaCl ne commence à apparaître en excès que le lendemain ou le surlendemain de la première prise. Le maximum de l'élimination peut même être atteint seulement après la cessation de l'ingestion du sel. La chlorurie, au lieu de cesser brusquement avec la cessation du médicament, continue encore les jours suivants, de sorte que sur les tracés, la chute, au lieu de se faire brusquement, ne se fait que progressivement, en un, deux, trois ou quatre jours. L'excrétion des substances achlorées est ici, comme chez nos malades de la deuxième variété, augmentée par l'ingestion du NaCl, mais cette ingestion est beaucoup moins sensible et paraît due surtout à l'augmentation parallèle de la diurèse aqueuse, qui persiste encore après que l'on a cessé l'ingestion de chlorure.

« Quatrième variété. — Enfin nous arrivons à la quatrième catégorie, qui concerne des néphrites arrivées à une époque très avancée de leur évolution, mais observées en l'absence de toute poussée subaiguë et de phénomènes d'urémie confirmée. Dans ces cas, on observe :

« 1° L'ingestion de NaCl n'est pas suivie d'une augmentation des chlorures de l'urine ;

« 2° La diurèse aqueuse reste stationnaire ou est légèrement augmentée et se maintient telle pendant plusieurs jours après la cessation du NaCl ;

« 3° L'excrétion des éléments achlorés ($\delta V/P$) est augmentée ;

« 4° Le type d'insuffisance rénale qui existe en dehors de l'épreuve par l'examen cryoscopique diminue, et peut même cesser pendant l'épreuve.

« La plupart des néphrites nous ont paru pouvoir trouver leur place dans les quatre variétés dont nous avons tracé les caractères en nous appuyant sur l'épreuve de la chlorurie alimentaire aidée de la cryoscopie. Entre ces quatre variétés qui représentent des types bien tranchés, il y a place évidemment pour des cas intermédiaires.

« Considérations pronostiques et thérapeutiques :

« L'observation longtemps poursuivie de malades que nous avons soumis à l'épreuve de la chlorurie alimentaire expérimentale nous a conduit à penser que chacune des catégories d'affections que nous avons indiquées comportait un pronostic particulier et une thérapeutique spéciale.

« Première variété. — Les malades paraissent supporter facilement leurs lésions, le régime lacté ne leur est pas nécessaire, l'alimentation ordinaire ne provoque le retour d'aucun accident.

« Deuxième variété. — Les malades de la deuxième variété ont besoin d'être suivis de plus près. Ils ne sont pas condamnés au régime lacté absolu, qui dans certains cas ne leur est même d'aucune utilité. Mais ils ont besoin d'une hygiène sévère. L'alimentation ne devra leur être donnée que par périodes alternant avec le régime lacté exclusif. On ne devra pas les alimenter sans les surveiller de près, et pour cette surveillance la cryoscopie, qui permet de suivre jour par jour le taux de l'alimentation, sera d'un précieux secours.

« Troisième variété. — Ici le pronostic devient plus sombre. Le régime lacté absolu est de rigueur. Il suffit d'un petit écart de régime pour déterminer de l'intolérance.

« Quatrième variété. — Enfin le pronostic est encore beaucoup plus sombre chez les malades de cette variété. Ici le pronostic est toujours fatal à bref délai, malgré le régime lacté et toutes les précautions possibles. » (Claude et Mauté : *Archives générales de médecine*, août 1902).

CHAPITRE IV

CONDITIONS D'EXPÉRIMENTATION

Voici en quelques mots la technique suivie pour chaque méthode :

Bleu de méthylène. — Nous nous étions d'abord conformé à la méthode de MM. Achard et Castaigne, c'est-à-dire, injection profonde dans la fesse de 0,05 cent. de bleu, soit 1 c.c. d'une solution aqueuse et stérilisée à 1 p. 20, mais à la suite de deux cas de destruction complète du bleu, nous avons abandonné la voie intra-musculaire pour la voie stomacale, qui ne nous a jamais donné de mécomptes.

Nous faisions donc ingérer au malade un cachet de 0 gr. 10 de bleu. L'urine était recueillie au bout d'une demi-heure, puis d'une heure, de deux heures, ensuite toutes les trois heures, suivant le cas. Dans chaque échantillon d'urine nous recherchions le chromogène au moyen de l'action combinée de la chaleur et de l'acide acétique. L'apparition et la cessation de l'élimination étaient soigneusement notées.

GLYCOSURIE PHLORIDZIQUE. — La technique de l'épreuve a été bien précisée par MM. Achard et Delamare (*Bull. et Mém. de la Soc. méd. des Hôp.*, 1899), nous en extrayons les quelques lignes suivantes : « C'est par injection sous-cutanée que nous introduisons la phloridzine dans l'organisme... La dose qui nous a paru le mieux convenir pour l'épreuve est celle de 0,005 milligr. La phloridzine étant très peu soluble dans l'eau distillée à froid, le liquide renferme ordinairement un précipité cristallin, mais il suffit de le chauffer doucement au moment de l'injecter, pour que la dissolution soit complète..... Au moment de l'injection, on fait uriner le malade pour vider sa vessie, puis on recueille l'urine, d'abord au bout d'une demi-heure, ensuite au bout d'une heure et enfin d'heure en heure. Il importe de s'assurer que l'urine émise avant l'épreuve ne contient pas de sucre... Le sucre est recherché dans chaque échantillon d'urine émise par la liqueur de Fehling et le réactif de Nylander ».

Nous nous sommes strictement conformé à cette méthode dans le cours de nos recherches.

DÉTERMINATION DU POINT DE CONGÉLATION. — Nos déterminations étaient faites au moyen de l'appareil du Docteur Chanoz. Cet appareil comprend :

1° L'enceinte cryoscopique : 2° l'enceinte réfrigérante ; 3° l'enceinte isolante.

1° *Enceinte cryoscopique.* — Se compose :

a) De l'éprouvette cryoscopique, sorte de tube à essai, large à la partie supérieure, d'un diamètre de 25 millimètres et d'une hauteur de 24 centimètres, dans laquelle on introduit le liquide à cryoscoper.

b) Du tube laboratoire, en laiton, de 24 centimètres de hauteur et de diamètre tel que l'éprouvette cryoscopique entre librement dans son intérieur jusqu'à la partie supérieure élargie, qui repose sur son bord libre.

2₀ *Enceinte réfrigérante.* — Elle est constituée par un récipient de verre cylindrique, de 25 centimètres de hauteur et de 15 centimètres de diamètre.

A la partie supérieure se trouve une ouverture où est adapté un robinet au moyen d'un bouchon en caoutchouc. Ce robinet permet d'enlever facilement le liquide existant dans le récipient après les expériences. Dans ce récipient ou introduit des morceaux de glace et du sel marin en solution de concentration convenable. Le mélange est obtenu au moyen d'un agitateur vertical. Un thermomètre gradué en dixièmes de degré fait connaître après agitation la température du mélange réfrigérant.

3° *Enceinte isolante.* — Elle a pour but d'empêcher la fusion de la glace du fait du rayonnement de l'opérateur et du laboratoire. Elle est constituée par une caisse en bois de sapin parallélipipédique à section carrée de 23 centimètres de côté et mesurant 25 centimètres de hauteur. L'intervalle compris entre les parois internes de cette caisse et le vase qui contient le mélange réfrigérant est rempli de sciure de bois (corps mauvais conducteur de la chaleur). L'isolement est complété en fermant l'appareil à sa partie supérieure au moyen d'un couvercle en bois, percé d'ouvertures pour laisser passer le thermomètre, l'agitateur et la partie supérieure de l'enceinte cryoscopique.

Thermomètre cryoscopique. — C'est un thermomètre de cinquante-trois centimètres de long, gradué en cinquante centièmes de degré. Un panier en toile de platine assujetti au thermomètre entoure le réservoir.

Le thermomètre est suspendu par un cordon au crochet d'un support, l'opérateur peut ainsi facilement le rouler entre le pouce, l'index et le médius et obtenir un brassage du liquide dans lequel plonge le réservoir agitateur.

Technique. — Pour déterminer le point de congélation d'un liquide, on le refroidit lentement : sa température s'abaisse au-dessous du point de solidification, le liquide est en surfusion. Quand la surfusion est convenable, on provoque la congélation en projetant dans la masse un fragment de glace.

La température du liquide agité s'élève rapidement, puis de plus en plus lentement, devient stationnaire, puis redescend. C'est le point culminant de l'ascension qui représente la température de congélation du liquide.

Dans nos recherches nous nous arrangions, en ajoutant de l'eau ou du sel marin, de façon que la température du mélange réfrigérant fût de — 3° 5 ou — 4°.

Quand on a obtenu la surfusion de l'urine à examiner on ajoute par projection un fragment de glace ; on agite régulièrement. La température s'élève ; on note le point culminant — Δ. On enlève alors l'éprouvette et on vérifie si l'opération est bonne, ce qui à lieu quand, dans la masse liquide, nagent de petits glaçons.

Connaissant la valeur Δ, le poids de la malade P, le volume des urines des vingt-quatre heures V, on en tire facilement :

$$\Delta V/P = \text{Diurèse moléculaire totale}$$

Si d'autre part on a fait le dosage de chlorure, p, par le procédé que nous indiquons plus bas, on peut sachant que le point de congélation de la solution à 1 p. 0/0 de NaCl est de — 0°61), en déduire :

$$\delta = \Delta - p \times 61,$$

d'où l'on tire

$$\delta V/P = \text{Diurèse moléculaire élaborée}$$

enfin il est facile d'obtenir Δ/δ, puisque l'on connaît les valeurs de Δ et de δ.

Dosage des chlorures. — Nous avons suivi la méthode de M. Causse. Elle comprend les opérations suivantes :

a) On verse dans un ballon 10 c.c. d'urine, on ajoute 5 c.c. de permanganate de potassium pour détruire la matière organique, et on abandonne le tout pendant vingt-quatre heures.

b) Le lendemain, on reprend le résidu formé par l'eau distillée et on chauffe dans une capsule de porcelaine en ajoutant quelques fragments d'acide oxalique pur ou de la solution oxalique. Le liquide devient incolore.

c) On neutralise l'acidité de la liqueur au moyen d'un excès de carbonate de chaux.

d) On filtre, on ajoute comme réactif indicateur quatre ou cinq gouttes de chromate neutre de potassium en solution concentrée, et c'est dans la liqueur ainsi obtenue qu'on titre les chlorures au moyen d'une solution décinormale de nitrate d'argent obtenue en dissolvant 17 grammes de nitrate d'argent pur et sec dans 1 litre d'eau distillée. Cette solution est placée dans une burette de Mohr et on fait couler dans le verre à expériences jusqu'à ce qu'après agitation vigoureuse le dépôt prenne une coloration faiblement rougeâtre.

On lit le nombre N de cent. cubes de la solution de nitrate d'argent employés pour les 10 cent. cubes d'urine. La richesse p. 100 en grammes de NaCl est donnée par l'expression :

$$p = V c.c.^3 \text{ employés} \times 0,0585$$

Toxicité urinaire. — L'appareil qui nous a servi se composait d'un tube de verre d'une contenance de 300 c.c. et portant une graduation de 10 en 10 c.c. dont le 0 est situé à la partie supérieure. Ce tube, dans lequel on verse l'urine préalablement filtrée, est maintenu à une certaine hauteur à l'aide d'un support métallique, et peut être abaissé ou élevé à volonté. De sa partie inférieure part un tube de caoutchouc à l'extrémité duquel on fixe l'aiguille destinée à ponctionner la veine de l'animal soumis à l'expérience. Une pince, placée sur le tube de caoutchouc, empêche l'écoulement du liquide avant le moment voulu.

On fixe le lapin sur la table à expériences au moyen de liens qui immobilisent la tête et les membres. On enlève, à l'aide de ciseaux, les poils qui recouvrent la veine marginale de l'oreille, on favorise l'afflux du sang dans cette veine pour la mettre bien en évidence, et tandis qu'un aide immobilise l'oreille ainsi préparée, on enfonce rapidement l'aiguille, que l'on fixe au moyen d'une petite pince. Au même moment, l'aide favorise l'écoulement du liquide en lâchant la pince qui comprime le tube de caout-

chouc. On évite ainsi la coagulation du sang au niveau
de l'aiguille, incident des plus fâcheux et de nature à
compromettre la réussite de l'expérience. Au moment de
ponctionner la veine, on s'assure que le tube et l'aiguille
sont absolument purgés d'air.

On règle alors l'écoulement en élevant ou abaissant
progressivement le tube, de façon que la vitesse d'entrée
du liquide soit de 5 c.c. à la minute.

On a noté le niveau au commencement de l'expérience,
on le note de nouveau à la fin, au moment où l'animal
meurt. Une simple soustraction donne le nombre de centimètres cubes d'urine qui ont été nécessaires pour amener
la mort.

Connaissant N, le nombre de centimètres cubes employés; p, le poids du lapin; V, le volume des urines des
vingt-quatre heures; P, le poids de la malade, il est
facile d'en déduire u, valeur d'une urotoxie; U, le nombre
d'urotoxies fournies en vingt-quatre heures, et C^u, le
cœfficient urotoxique.

Ces valeurs sont en effet données par les formules suivantes :

$$u = N/P$$
$$u = V/u$$
$$C = U/P$$

Nous aurions voulu donner des chiffres rigoureusement
scientifiques en rapportant les résultats donnés par la
toxicité urinaire au kilogramme d'albumine fixe, en tenant
compte de la taille et du segment anthropométrique,
suivant les nouveaux calculs de M. le professeur Bouchard, mais nous estimons que malgré l'intérêt de ces

données elles sont d'une application peut-être trop délicate pour entrer définitivement dans la pratique.

Chlorurie alimentaire. — Nous avons suivi aussi exactement que possible la technique indiquée par MM. Claude et Mauté, c'est-à-dire ingestion de 10 gr. de NaCl pendant quatre jours à des malades soumis au régime lacté, examen chimique et cryoscopique des urines, avant, pendant et après l'épreuve.

Mais dans quelques cas, indiqués dans les observations, nous avons dû diminuer les doses et la durée de l'ingestion. Nous pensons pourtant avoir obtenu des résultats valables, car on sait la facilité avec laquelle le chlorure de sodium est absorbé par le tube digestif et éliminé par le rein.

Nous rappellerons, à l'appui de cette opinion, les dosages de Marischler, faits chez des malades atteints de néphrite et prenant 6 gr. de chlorure en supplément, dosages qui montrent bien qu'il n'y a eu que des quantités minimes de NaCl éliminées en plus par les selles pendant l'épreuve (Claude et Mauté : *Archives générales de médecine,* août 1902).

CHAPITRE V

Observations.

* * *

OBSERVATION I

Néphrite chronique.

G. L..., trente-sept ans, domestique. Entrée : 12 mai 1902. Salle B. Teissier, n° 7.

Rien à relever dans les antécédents héréditaires ou personnels de la malade, à part un état anémique qui dure depuis longtemps.

En février 1901, maladie éclate brusquement par des accès d'étouffement ; en même temps, œdème des membres inférieurs, troubles de la vue, palpitations. Elle entre à l'hospice de B..., d'où elle sort améliorée.

Cet hiver, aggravation ; réapparition de la dyspnée, des palpitations, de l'œdème des membres inférieurs.

En outre, nombreuses manifestations d'intoxication urémique, mouches volantes, brouillard devant les yeux, fourmillements, crampes dans les mollets, cryesthésie, sensation de doigt mort, polyurie très marquée.

Actuellement, petits signes de brightisme très nets.

Urines pâles contenant 13 gr. 56 d'urée, 1 gr. 96 d'albumine, 5 gr. 25 de chlorures.

Au cœur, pointe dans le cinquième espace, légèrement

déviée en dehors, légère voussure et violente impulsion de toute la région précordiale ; ébauche de galop.

Du côté de la circulation périphérique : Hypertension. Pouls dur, régulier, rapide.

Léger œdème prétibial.

Aux poumons : quelques râles fins aux bases. Légère diminution de la sonorité au sommet droit avec expiration un peu soufflante et atrophie légère des muscles de la fosse sus-épineuse.

Ganglions nombreux, durs à la région cervicale.

Foie et rate normaux.

Constipation.

La recherche de la perméabilité rénale nous a donné chez cette malade les résultats suivants :

Bleu de méthylène :

Injection sous-cutanée de 0 gr. 05 de bleu, le 5 juin, à 9 heures du matin.

Début : Midi.

Durée : quatre-vingts heures, intensité moyenne..

Rythme : continu cyclique.

Glycosurie phloridzique.

Injection sous-cutanée de 0 gr. 005 de phloridzine, le 6 juin, à 10 heures du matin.

Les urines sont recueillies au bout d'une demi-heure, puis d'heure en heure. A aucun moment l'épreuve par la liqueur de Fehling ne décèle la plus petite trace de sucre.

Une nouvelle recherche faite huit jours après montre, comme la première fois, de l'anaglycosurie complète.

Toxicité urinaire.

Poids de la malade : 44 kilogrammes. Poids du lapin : 2 kg. 360.

Volume des urines : 1.700 c.c.

Le lapin meurt après avoir passé par les phases suivantes :

A 60 c.c., tremblement convulsif du membre antérieur droit ; à 90 c.c., myosis ; à 170 c.c., émission d'urine ; à 220, mouvements convulsifs ; à 230, convulsions très nettes, se reproduisant à de courts intervalles; à 240, mort.

Donc :

Nombre de centicubes employés, 245.

Une urotoxie est fournie par 103 c.c. 81 d'urine.

Nombre d'urotoxies en vingt-quatre heures : 16.

Coefficient urotoxique : 0,372.

Cryoscopie.

La recherche cryoscopique, faite le même jour que la toxicité urinaire, donne :

$$\Delta V/P = 1700 \qquad NaCl\ ^o/_{oo} = 4,68 \qquad \Delta = -0^o62$$

on a donc :

$$\Delta V/P = 2395 \qquad \delta V/P = 1292 \qquad \Delta/\delta = 1,85$$

le lendemain :

$$V = 2000 \qquad NaCl\ ^o/_{oo} = 4,59 \qquad \Delta = -0^o60$$

on a : $\quad \Delta V/P = 2727 \qquad \delta V/P = 1454 \qquad \Delta/\delta = 1,87$

Chlorurie alimentaire.

La malade ingère le lendemain 10 grammes de NaCl;

on a : $V = 2800 \qquad A = -0^o68 \qquad NaCl = 5,80$

d'où : $\Delta V/P = 4423 \qquad \delta V/P = 2075 \qquad \Delta/\delta = 2,08$

Nous avons dû malgré nous interrompre les recherches à ce moment.

OBSERVATION II

DIAGNOSTIC :. *Néphrite post-grippale.*

P. J..., vingt-sept ans, salle B. Teissier, n° 9 (service de M. le professeur Bondet).

La malade est mariée et a eu deux enfants : le premier bien portant, le second venu à sept mois et demi est mort dix jours après. Pas d'autre fausse couche.

— 51 —

OBSERVATION II

Diagnostic : Néphrite post-grippale.

Juillet.

Dates			5	6	7	8	9	10
$\frac{\Delta V}{P}$	$\frac{S V}{P}$	$\frac{\Delta}{\delta}$						
6000	3600	2,2						
5500	3300	2,1						
5000	3000	2						
4500	2700	1,9						
4000	2400	1,8						
3500	2100	1,7						
3000	1800	1,6						
2500	1500	1,5						
2000	1200	1,4						
1500	900	1,3						
Volume			2300	2600	2700	3200	2600	2800
Δ			72	96	102	102	84	78
Na Cl			6,14	8,33	8,70	8,1	7,20	6,50

Bleu de méthylène :
        Apparition : 1/2 heure :
        Durée :   55 heures ;
        Rythme :   polycyclique continu.

Glycosurie phloridzique : Retard, hypoglycosurie ;
Toxicité urinaire : $U = 30$ $C^u = 0,567$;
Cryoscopie $\Delta V/P = 2.200$ $\Delta /\delta = 1,83$.

Personnellement : Convulsions dans l'enfance, tempérament nerveux, rougeole à neuf ans, anémie à diverses reprises, pertes blanches suspectes.

Il y a cinq ou six mois la malade aurait été grippée ; céphalée, frisson, fièvre ; tout était terminé au bout de quelques jours.

Il y a trois mois, apparition d'œdème aux chevilles, légère bouffissure des jambes, de la taille, des paupières. En même temps, sensation de mouches volantes et de brouillards devant les yeux.

Il y a un mois et demi on constate la présence d'albumine dans les urines de la malade et on la fait entrer à l'hôpital.

A l'examen : un peu d'œdème aux chevilles, rein droit flottant.

Au cœur : pas de galop. Tension artérielle = 18.

Rien aux poumons.

Petits signes de brightisme assez marqués. Crampes dans les mollets, cryesthésie, mouches volantes, brouillard devant les yeux.

Examen des urines : volume entre 1.500 et 2.500. Couleur jaune très pâle, odeur nulle ; densité : 1010 ; extrait sec, 21 gr. 5 ; chlorures, 6,25 ; phosphates, 1,15 ; urée, 12,790 ; acide urique, 0,35 ; albumine, 2,10. Pas de glucose, pas de cylindres ni de cristaux.

Bleu de méthylène.

Injection sous-cutanée le 1ᵉʳ juillet à 10 heures du matin ; rien ne passe.

Le lendemain à 10 h. 1/4 du matin ingestion de 0 gr. 10 de bleu.

A 11 h. 1/4 bleu très foncé. La coloration va en s'atténuant et redevient très intense à 4 h. 1/2. Elle diminue pendant la nuit.

Le lendemain faible intensité de l'élimination jusqu'à 4 heures du soir où l'on atteint un troisième maximum. La coloration diminue de nouveau pendant la nuit, refonce à 8 heures du matin et se termine le 3 à 6 heures du soir.

Donc, durée : cinquante-cinq heures ; forme polycyclique

avec quatre maxima, l'un au bout d'une demi-heure, le second au bout de six heures, le troisième au bout de trente-trois heures, le quatrième au bout de quarante et une heure.

Glycosurie phloridzique.

Injection sous-cutanée de 5 milligrammes de phloridzine, le 4 juillet à 10 1/2 du matin.

Jusqu'à 2 heures de l'après-midi, recherche du sucre négative.

A 4 heures, très léger précipité rouge par la liqueur de Fehling; de même à 6 heures et 8 heures.

Toxicité urinaire.

Volume des urines $= 1.700$. Poids de la malade : 53 kilos.
Poids du lapin : 2 kil. 300.

Jusqu'à 85 c.c. l'animal ne réagit pas ; à 90 c.c. les mouvements respiratoires diminuent d'amplitude et s'accélèrent ; à 105 c.c. émission d'urine, expulsion de matières fécales ; à 110 c.c. myosis; à 120 c.c. l'animal meurt.

Donc, nombre de centimètres cubes employés : 120.

Une urotoxie est fournie par 56 c.c. d'urine.

Nombre d'urotoxies en vingt-quatre heures : 30.

Coefficient urotoxique $= 0,567.$

Cryoscopie.

$$V = 1700 \qquad \Delta = - \ 0°70 \qquad NaCl = 6,25$$
$$\text{on a : } \Delta V/P = 2203 \qquad \delta V/P = 1200 \qquad \Delta/\delta = 1,83$$

Chlorurie alimentaire.

La malade ingère pendant trois jours 10 grammes de NaCl'
on avait la veille :

$$V = 2300 \qquad \Delta = - \ 0°72 \qquad NaCl = 6,14$$
$$\Delta V/P = 3124 \qquad \delta V/P = 1626 \qquad \Delta/\delta = 1,92$$
$$\text{1er jour : } V = 2600 \qquad \Delta = - \ 0°96 \qquad NaCl = 8,33$$
$$\text{on a : } \Delta V/P = 4709 \qquad \delta V/P = 2216 \qquad \Delta/\delta = 2,12$$
$$\text{2e jour : } V = 2700 \qquad \Delta = - \ 1°02 \qquad NaCl = 8,70$$
$$\text{on a : } \Delta V/P = 5196 \qquad \delta V/P = 2492 \qquad \Delta/\delta = 2,08$$
$$\text{3e jour : } V = 3200 \qquad \Delta = - \ 1°02 \qquad NaCl = 8,1$$
$$\text{on a : } \Delta V/P = 6158 \qquad \delta V/P = 3175 \qquad \Delta/\delta = 1,93$$

Le lendemain, après cessation de l'ingestion de NaCl, on a :

$$V = 2600 \qquad \Delta = -\ 0°84 \qquad NaCl = 7,20$$
$$\text{on a :} \quad \Delta V/P = 4120 \qquad \delta V/P = 1966 \qquad \Delta/\delta = 2,09$$

le lendemain :

$$V = 2800 \qquad \Delta = -\ 0°78 \qquad NaCl = 6,50$$
$$\text{on a :} \quad \Delta V/P = 4120 \qquad \delta V/P = 1974 \qquad \Delta/\delta = 2,02$$

Dans les courbes cryoscopiques qui accompagnent les observations, le trait plein représente la variation de la diurèse moléculaire totale, dont les valeurs sont indiquées dans la première colonne de gauche qui porte la suscription $\Delta V/P$; le pointillé représente les variations de la diurèse moléculaire élaborée, dont les valeurs se trouvent marquées dans la seconde colonne ($\delta V/P$) ; le double trait indique les variations du rapport Δ/δ, dont les valeurs sont superposées dans la troisième colonne.

Le gros trait plein terminé par deux barres indique les jours où le chlorure de sodium a été ingéré.

OBSERVATION III

DIAGNOSTIC : *Rhumatisme articulaire aigu. — Péricardite rhumatismale. — Albuminurie.*

L. M..., trente-cinq ans, verrier. Entre le 11 septembre 1902, salle Saint-Augustin, lit n° 6 (service de M. le professeur Bondet).

Rien à relever dans les antécédents héréditaires.

Personnellement assez bonne santé ; pas de blennorrhagie. Alcoolisme (?).

Lundi dernier le malade est obligé de cesser son travail, éprouvant des crises douloureuses dans le genou et l'articulation tibio-tarsienne gauches. C'était sa première atteinte.

Hier soir, quatrième jour, les mêmes articulations sont gonflées, douloureuses, rouges ; la main gauche est prise.

On a là tous les caractères d'une fluxion rhumatismale, aiguë, franche, typique.

15 septembre. — La douleur a disparu, mais la fluxion articulaire est peu modifiée.

Cœur régulier, bruits normaux. Pointe dans le cinquième espace. Pouls 112, tension moyenne.

Anémie très marquée. Rien aux poumons.

Urine : pas d'albumine.

On assiste alors à l'évolution d'une péricardite avec bruit de frottement, remplacé bientôt par de l'élargissement de la matité précordiale, de l'assourdissement puis du silence des bruits du cœur.

22 septembre. — Retour des bruits du cœur, la pointe est de nouveau sentie.

4 octobre. — Léger bruit de cuir neuf à la base. Quelques râles à la base du poumon gauche.

Urines : Urée = 7 grammes. Albumine : 0 gr. 50.

9 octobre. — L'examen microscopique des urines, fait par M. le Dr Piéry, ne révèle pas la présence de cylindres.

Très faible quantité d'albumine. Traces d'albumoses.

15 octobre. — L'albumine a disparu. L'état général est bon, l'alimentation bien supportée.

Bleu de méthylène.

Ingestion de 0 gr. 10 de bleu à onze heures du matin, le 7 octobre.

A midi la coloration verte apparaît dans l'urine. Elle se continue en prenant des teintes de plus en plus foncées jusqu'à sept heures du soir.

A partir de ce moment l'élimination décroît progressivement jusqu'au lendemain.

A midi elle était terminée et la recherche de chromogène ou de traces de bleu est alors négative.

Durée : 25 heures, à type cyclique continu.

OBSERVATION III

DIAGNOSTIC : Rhumatisme articulaire aigu ;
Péricardite rhumatismale ;
Albuminurie.

Octobre.

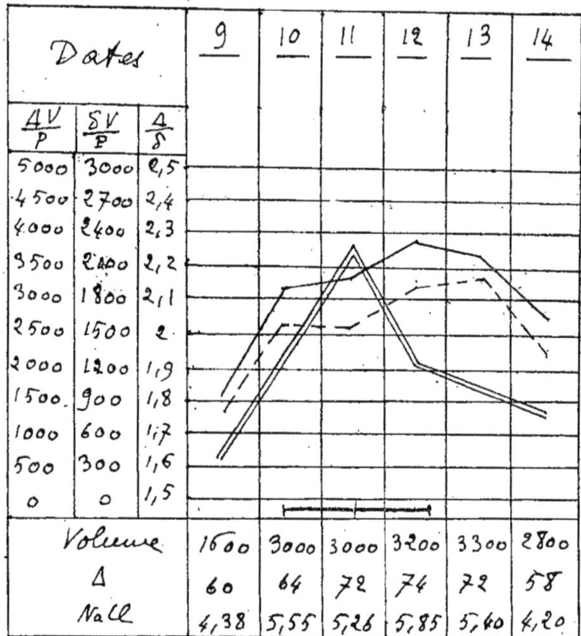

	9	10	11	12	13	14
Volume	1600	3000	3000	3200	3300	2800
Δ	60	64	72	74	72	58
NaCl	4,38	5,55	5,26	5,85	5,60	4,20

Bleu de méthylène :

Début : 1 heure ;
Durée : 25 heures ;
Rythme : Cyclique continu.

Glycosurie phloridzique : normale ;
Toxicité urinaire : U = 20 C^u = 0,32 ;
Cryoscopie : $\Delta V/P = 1.509$, $\delta V/P = 837$, $\Delta/\delta = 1,80$.

Glycosurie phloridzique.

Injection de 0 gr. 005 le 8 octobre à dix heures du matin.

Léger précipité par la liqueur de Fehling à dix heures et demie.

Le sucre persiste en faible quantité jusqu'à six heures du soir.

Toxicité urinaire.

Poids du malade : 63 kg. 600, poids du lapin : 2 kg. 950. Volume des urines : 1.800 c.c.

A 160, dyspnée; à 200, émission d'urine, secousses musculaires; à 230, émission d'urine, expulsion de matières fécales. Puis l'animal s'agite, les membres sont pris de tremblement, et il meurt à la division 260.

On a donc :

Nombre de centimètres cubes employés : 260.

Une urotoxie est fournie par 88 c.c.

Nombre d'urotoxies en vingt-quatre heures : 20.

Coefficient urotoxique : 0,32.

Cryoscopie.

9 octobre :

$$V = 1600 \qquad \Delta = -0°60 \qquad NaCl = 4,38$$
$$\text{on a :} \quad \Delta V/P = 1509 \qquad \delta V/P = 837 \qquad \Delta/\delta = 1,80$$

Chlorurie alimentaire.

Après ingestion de 5 grammes de NaCl pendant trois jours, on a :

$$1^{er} \text{ jour :} \quad V = 3000 \qquad \Delta = 0°64 \qquad NaCl = 5,55$$
$$\Delta V/P = 3018 \qquad \delta V = 1600 \qquad \Delta/\delta = 1,88$$
$$2^e \text{ jour :} \quad V = 3000 \qquad \Delta = -0°72 \qquad NaCl = 5,26$$
$$\text{on a :} \quad \Delta V/P = 3396 \qquad \delta V/P = 1513 \qquad \Delta/\delta = 2,24$$
$$3^e \text{ jour :} \quad V = 3200 \qquad \Delta = -0°74 \qquad NaCl = 5,85$$
$$\text{on a :} \quad \Delta V/P = 3622 \qquad \delta V/P = 1927 \qquad \Delta/\delta = 1,93$$

On cesse l'ingestion de NaCl, et l'on a le lendemain :

$$V = 3300 \qquad \Delta = - 0,72° \qquad NaCl = 5,40$$
on a : $\Delta V/P = 3735 \qquad \delta V/P = 2026 \qquad \Delta/\delta = 1,84$

Le lendemain :

$$V = 2800 \qquad \Delta = - 0°58 \qquad NaCl = 4,20$$
on a : $\Delta V/P = 2553 \qquad \delta V/P = 1425 \qquad \Delta/\delta = 1,79$

OBSERVATION IV (résumée).

E. C..., dix-sept ans, imprimeur. Entré le 6 octobre, salle Saint-Augustin, lit n° 7.

Père rhumatisant.

Rhumatisme il y a un an, qui dura huit jours.

Le malade est au lit depuis trois mois avec de l'œdème des membres inférieurs.

A l'entrée, tous les signes de l'asystolie : œdème considérable des membres inférieurs, de l'abdomen, du scrotum, du membre supérieur gauche. Facies pâle.

Le malade, en proie à une dyspnée intense, répond péniblement aux questions posées.

Au cœur : battements précipités, arythmiques. Souffle de la base difficilement localisé.

Aux poumons : à la base droite, tous les signes d'un épanchement.

Foie gros et douloureux.

Oligurie. — Gros disque d'albumine.

11 octobre. — Une ponction de la plèvre évacue un litre environ de liquide.

12 octobre. — Crachats hémoptoïques. L'œdème a encore augmenté, la dyspnée est intense, l'état général très grave.

Le malade meurt quelques jours après.

A l'autopsie. — Congestion de tous les organes : foie, poumons, rate. Liquide dans les plèvres et le péricarde.

Cœur gros, dilaté. Insuffisance mitrale, légère insuffisance aortique. Aux reins: la capsule se détache facilement, zone corticale normale. Congestion intense. L'examen microscopique n'a pas été fait.

Épreuve du bleu de méthylène.

Le 9 octobre, ingestion de 0 gr. 10 de bleu.

Début: quatre heures après.

Durée : soixante-qinze heures.

Rythme : continu cyclique.

Glycosurie phloridzique.

Le 11 octobre, injection sous-cutanée de 5 milligrammes de phloridzine. Une demi-heure après, très léger précipité par la liqueur de Fehling. De même une heure et une heure et demie après.

Au bout de deux heures l'élimination cesse.

Toxicité urinaire.

Poids du malade : 60 kilogrammes. Poids du lapin : 3 kil. 100

Volume des urines: 450.

Nombre de centimètres cubes employés $= 100$.

Une urotoxie est fournie par 32 c.c.

Nombre d'urotoxies par vingt-quatre heures : 15.

Coefficient urotoxique : 0,23.

Cryoscopie.

Le même jour.

$$\text{Volume} = 450 \qquad \Delta = -120 \qquad \text{NaCl} = 7,2$$
$$\text{on a :} \quad \Delta V/P = 900 \qquad \delta V = 570 \qquad \Delta/\delta = 1,57$$

OBSERVATION V

DIAGNOSTIC : *Rhumatisme articulaire aigu.*
Albuminurie. — Galop.

L. V..., cinquante-deux ans, cultivateur. Salle Saint-Augustin, lit n° 32. Rien à relever dans les antécédents héréditaires,

Veuf ; femme morte d'un chaud et froid (?). Trois enfants en bonne santé.

Pas de maladie antérieure.

Au commencement d'août le malade est obligé d'arrêter son travail pour attaque de rhumatisme articulaire aigu. La fluxion localisée d'abord aux petites articulations de la main envahit le poignet, le coude, l'épaule, le membre inférieur.

En ce moment, sous l'influence du traitement, la maladie s'est beaucoup améliorée ; les articulations ont recouvré leurs mouvements, la rougeur et le gonflement ont disparu.

L'examen du malade fait constater :

Aux poumons : présence de râles fins aux deux bases, mais en petit nombre.

Au cœur, la pointe bat dans le cinquième espace. Élargissement de la matité précordiale. Bruit de galop.

Appareil urinaire : Albumine dans les urines. Le malade se lève plusieurs fois la nuit pour uriner. Pas de petits signes de brightisme.

Régime lacté.

Au moment où nous examinons la perméabilité rénale du malade, l'état général est bon.

Bleu de méthylène.

Le 17 octobre, injection de 0 gr. 10 à 10 h. 1/2 du matin.

Le bleu apparaît dans l'urine une heure après l'ingestion. Teinte vert foncé pendant deux heures, qui pâlit de plus en plus jusqu'au soir.

Le lendemain l'élimination continue avec une intensité moyenne, progressivement croissante et décroissante.

Le surlendemain, coloration bleu foncé de l'urine.

L'élimination cesse à partir de midi.

Donc : durée de cinquante heures, à forme continue polycyclique.

Glycosurie phloridzique.

Le 19 octobre, injection sous-cutanée de 0,005 milligrammes de phloridzine, à 9 heures du matin.

OBSERVATION V

DIAGNOSTIC : Rhumatisme articulaire aigu ;
Albuminurie, galop.

Octobre.

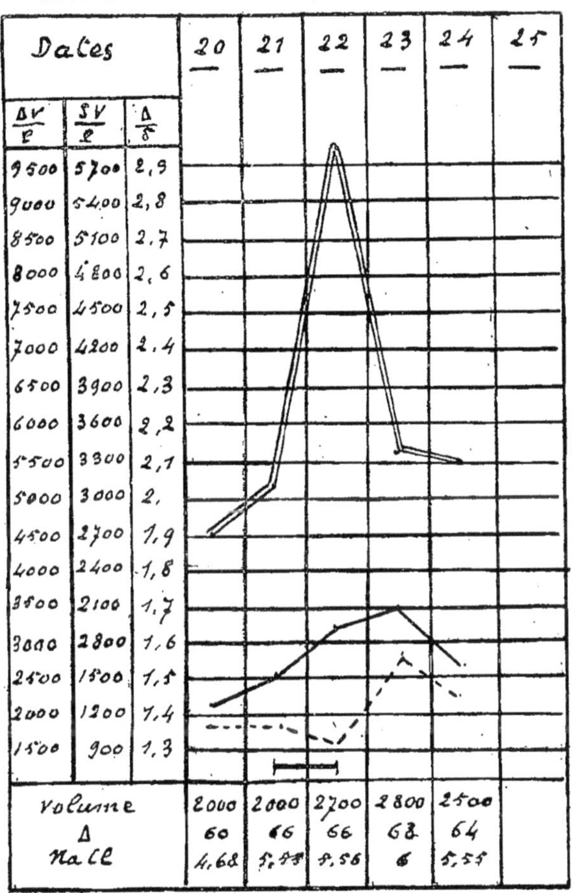

Dates			20	21	22	23	24	25
$\frac{\Delta V}{P}$	$\frac{\delta V}{P}$	$\frac{\Delta}{\delta}$						
9500	5700	2,9						
9000	5400	2,8						
8500	5100	2,7						
8000	4800	2,6						
7500	4500	2,5						
7000	4200	2,4						
6500	3900	2,3						
6000	3600	2,2						
5500	3300	2,1						
5000	3000	2,						
4500	2700	1,9						
4000	2400	1,8						
3500	2100	1,7						
3000	2800	1,6						
2500	1500	1,5						
2000	1200	1,4						
1500	900	1,3						
volume			2000	2000	2700	2800	2500	
Δ			60	66	66	63	64	
NaCl			4,68	5,44	5,56	6	5,55	

Bleu de Méthylène :

    Apparition : 1 heure.

    Durée :   50 heures ;

    Rythme :   Polycyclique continu.

Glycosurie phloridzique : Hypoglycosurie ;

Toxicité urinaire : $C^u = 0,59$;

Cryoscopie : $\Delta V/P = 2.201$, $\delta V/P = 1.154$, $\Delta/\delta = 1,90$.

A 9 heures et demie, le sucre est mis en évidence dans l'urine par la liqueur de Fehling, sous forme d'un très léger précipité rouge, mieux visible 24 heures après par le repos.

A 10 heures et demie, précipité plus abondant.

A 11 heures et demie, très léger précipité.

A midi, on ne peut plus déceler de sucre dans l'urine.

Donc, durée : 2 heures; faible élimination.

Toxicité urinaire.

Le 20 octobre :

Poids du malade : 54.500. Poids du lapin : 2.200.

Volume des urines : 2.000.

A 60 c.c. première miction. A 95, accélérations des mouvements respiratoires. A 110, deuxième miction, expulsion de matières fécales. A 135, l'animal meurt : Myosis, quelques convulsions.

Une urotoxie est fournie par 61 c.c. 36 d'urine.

Nombre d'urotoxies en 24 heures : 32,60.

Cœfficient urotoxique : 0,590.

Cryoscopie.

Le 20 octobre :

$$\text{Volume} = 2000 \qquad \Delta = -0°60 \qquad NaCl = 4,68$$
$$\text{on a : } \Delta V/P = 2201 \qquad \delta V/P = 1154 \qquad \Delta/\delta = 1,90$$

Chlorurie alimentaire.

Le malade ingère 5 grammes de NaCl, on a le lendemain :

$$\text{Volume} = 2000 \qquad \Delta = -0°66 \qquad NaCl = 5,55$$
$$\text{d'où : } \Delta V/P = 2422 \qquad \delta V/P = 1179 \qquad \Delta/\delta = 2,05$$

Le lendemain, 22 octobre :

$$\text{Volume} = 2700 \qquad \Delta = -0°66 \qquad NaCl = 5,56$$
$$\text{on a : } \Delta V/P = 3269 \qquad \delta V/P = 1094 \qquad \Delta/\delta = 2,98$$

On cesse l'ingestion de chlorure de sodium.

Le 23 octobre :

$$\text{Volume} = 2800 \qquad \Delta = -0°68 \qquad NaCl = 6$$
$$\text{on a : } \Delta V/P = 3493 \qquad \delta V/P = 1613 \qquad \Delta/\delta = 2,16$$

Le 24 octobre :

Volume $= 2500$ $\Delta = -0°64$ $NaCl = 5,55$
on a : $\Delta V/P = 2935$ $\delta V/P = 1382$ $\Delta/\delta = 2,12$

OBSERVATION VI

S. A..., trente-trois ans, journalier. Né à Argon (Bouches-du-Rhône), demeurant à Lyon. Entré le 6 septembre 1902, salle Saint-Augustin, n° 13.

Néphrite aiguë (cause inconnue).

Antécédents héréditaires. — Père mort d'attaque. Mère bien portante. Deux frères en bonne santé.

Antécédents personnels. — A eu la rougeole dans son enfance; une fluxion de poitrine, il y a neuf ans. Le malade est marié, sa femme est bien portante. Il y a une quinzaine de jours le malade se sentit faible, l'appétit diminuait, et il remarqua qu'il s'essoufflait plus facilement que d'habitude. Il accuse aussi à ce moment des maux de tête jamais ressentis auparavant. Tout cela aurait été précédé d'un frisson, à la suite, dit-il, d'un froid pris en déménageant quelques jours auparavant.

Actuellement : le facies est un peu bouffi. On retrouve un peu d'œdème à la région lombaire; les mains et les pieds sont légèrement tuméfiés.

Pas d'essoufflement; les maux de tête ont diminué.

Examen physique :

Aux poumons : En avant, rien d'anormal.

En arrière, les sommets sont intacts. Un peu de submatité à la base droite avec diminution du murmure vésiculaire; pas de sensation de flot, ni d'égophonie, ni de pectoriloquie aphone.

Au cœur : la pointe bat dans le cinquième espace. Les bruits sont bien frappés. Pas de galop.

Du côté de l'appareil urinaire :

Douleurs dans la région lombaire. Polyurie. Pollakyurie. Petits signes de brightisme : crampes dans les mollets, cryesthésie, sensation de doigt mort, brouillard devant les yeux.

Urines : 7 grammes d'albumine.

8 octobre. — Depuis son entrée, le malade sous l'influence du régime lacté s'est sensiblement amélioré. L'œdème périmalléolaire subsiste encore. Les douleurs lombaires ont presque disparu. Pas de crampes dans les mollets.

Polyurie persiste.

Albumine, 5 grammes.

15 octobre. — Albumine, 2 gr. 50.

Examen microscopique des urines: Après centrifugation et examen du dépôt au microscope on constate la présence de globules rouges en assez grand nombre ; quelques globules blancs ; quelques débris plus ou moins granuleux, parfois mêlés de noyaux, mais prenant rarement une forme vaguement cylindrique. Cette recherche a été faite par M. le D' Cade.

Bleu de méthylène.

Le 25 septembre, injection de 5 centigrammes de bleu de méthylène. Pas de résultats.

Le lendemain, on fait ingérer au malade deux cachets de 5 centigrammes ; l'élimination commence une heure après et dure trente-six heures : élimination continue polycyclique.

Le 15 octobre, on donne de nouveau au malade deux cachets de 5 centigrammes de bleu de méthylène le matin à 9 h. 1/2.

Le bleu apparaît dans l'urine à 11 heures et la coloration va en s'accentuant de plus en plus jusqu'à 1 heure de l'après-midi. La teinte verte devient ensuite plus pâle jusque vers 4 heures, est de nouveau foncée à 6 heures et diminue d'intensité dans l'urine fournie par le malade pendant la nuit.

Le lendemain. l'élimination continue toute la journée et l'urine présente une faible coloration verte jusqu'au soir.

Le 17 octobre, on fait apparaître le bleu dans l'urine par l'acide acétique et la chaleur jusque vers midi ; à ce moment l'élimination cesse.

Donc, durée de cinquante et une heures environ, continue, avec des différences notables d'intensité, surtout pendant la première journée.

OBSERVATION VI

DIAGNOSTIC : Néphrite aiguë à poussées congestives.

Octobre.

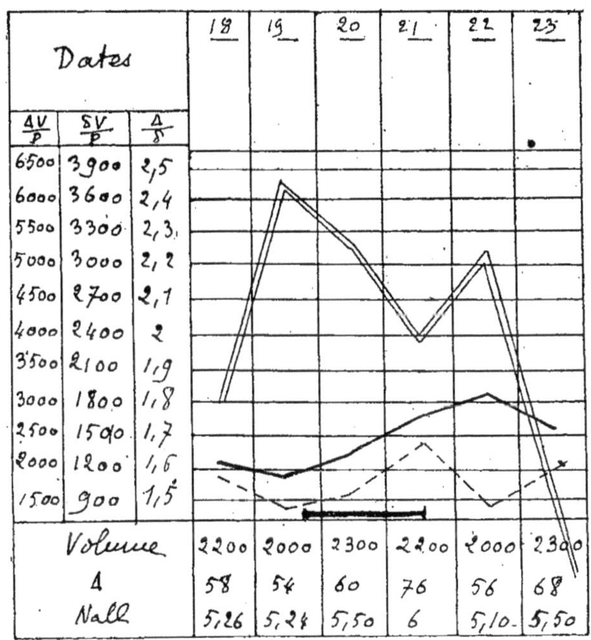

Bleu de méthylène :

    Début :   1 h. 1/2 ;
    Durée :   51 heures ;
    Rythme : Polycyclique continu.

Glycosurie phloridzique : Hypoglycosurie ;
Toxicité urinaire : $U = 38$, $C^u = 0,63$;
Cryoscopie : $\Delta V/P = 2.081$, $\delta V/P = 1.152$, $\Delta/\delta = 1,80$.

A. MIORCEC.

Glycosurie phloridzique.

Le 14 octobre, à 9 h. 3/4 du matin, injection de 5 milligrammes de phloridzine.

L'urine est recueillie dans des verres pendant les trois premières demi-heures qui suivent l'injection, puis d'heure en heure.

A 10 h. 1/4, léger précipité rouge dans l'urine traitée par la liqueur de Fehling.

A 10 h. 3/4, précipité beaucoup plus faible que le précédent.

A partir de ce moment, on ne peut plus mettre de sucre en évidence dans l'urine.

Toxicité urinaire.

Le 18 octobre :

Poids du malade, 61 kil. 300 ; poids du lapin, 3 kil. 350.

Volume des urines : 1.850 c.c.

A 100 c.c., première miction. A 120, deuxième miction, expulsion de matières fécales. Accélération des mouvements respiratoires. A 140, rétrécissement de la pupille, secousses convulsives dans les membres. A 160, l'animal meurt.

Une urotoxie est fournie par 47 c.c. d'urine.

Nombre d'urotoxies en vingt-quatre heures : 38.

Coefficient urotoxique = 0,63.

Cryoscopie.

Le 18 octobre :

$$\text{Volume} = 2200 \qquad \Delta = -0^\circ 58 \qquad \text{NaCl} = 5,265$$
$$\text{on a : } \Delta V/P = 2081 \qquad \delta V/P = 1152 \qquad V/\delta = 1,80$$

Chlorurie alimentaire

Le malade ayant ingéré 5 grammes de NaCl, on a le lendemain :

$$\text{Volume} = 2000 \qquad \Delta = -0^\circ 54 \qquad \text{NaCl} = 5,24$$
$$\text{d'où : } \Delta V/P = 1892 \qquad \delta V/P = 718 \qquad \Delta/\delta = 2,44$$

Le lendemain, 20 octobre :

$$\text{Volume} = 2300 \qquad \Delta = -0^\circ 60 \qquad \text{NaCl} = 5,50$$
$$\text{on a : } \Delta V/P = 2251 \qquad \delta V/P = 992 \qquad \Delta/\delta = 2,26$$

Le 21 octobre :

$$\text{Volume} = 2200 \qquad \Delta = -0°76 \qquad NaCl = 6 \text{ gr.}$$
$$\text{on a :} \quad \Delta V/P = 2727 \quad \delta V/P = 1414 \qquad \Delta/\delta = 1,92$$

Le 22 octobre, après cessation de l'ingestion :

$$\text{Volume} = 2000 \qquad \Delta = -0°56 \qquad NaCl = 5,10$$
$$\text{on a :} \quad \Delta V/P = 1827 \quad \delta V/P = 812 \qquad \Delta/\delta = 2,24$$

Le 23 octobre :

$$\text{Volume} = 2300 \qquad \Delta = -0°68 \qquad NaCl = 5,50$$
$$\text{on a :} \quad \Delta V/P = 2531 \quad \delta V/P = 1292 \qquad \Delta/\delta = 1,23$$

OBSERVATION VII

W. B... cinquante et un ans, teinturier, entre à la salle Saint-Augustin, lit n° 40, le 12 octobre 1902.

Diagnostic et résumé. — Bronchite et emphysème. Dilatation du cœur droit. Galop. Albuminurie.

Rien à signaler dans les antécédents héréditaires.

Bonne santé habituelle ; marié, sa femme et ses enfants se portent bien.

Le malade s'enrhume souvent l'hiver et tousse surtout depuis deux ans.

Alité depuis plusieurs jours. il entre parce qu'il est très oppressé et a perdu ses forces. Dit avoir beaucoup maigri depuis deux ans malgré la conservation complète de l'appétit.

A l'examen on constate les particularités suivantes :

Le thorax est globuleux, symétrique. Les vibrations son normales sauf au sommet gauche où elles sont diminuées.

A l'auscultation : Râles piaulants et sibilants dans toute l'étendue des poumons. Respiration soufflante aux deux sommets. Mêmes signes en avant. Expectoration abondante muco-purulente.

Au cœur : tachycardie, palpitations. Bruit de galop. Pouls 110.

Rien à l'abdomen.

Aux reins : Pollakyurie. Albumine, Disque d'urates. Chlorure : 5 gr. 40. Pas de petits signes de brightisme.

20 octobre. — Le malade est pris de crises de dyspnée intense avec palpitations violentes.

Le régime lacté apaise ces phénomènes et amène une amélioration de l'état général.

3 novembre. — Quelques crachats hémoptoïques. Pas de points de côté.

12 novembre. — L'état du malade est satisfaisant ; on cesse le régime lacté absolu et on commence l'alimentation ordinaire.

Examen microscopique des urines.

Après centrifugation, le dépôt est examiné immédiatement par M. le Dr Cade.

On remarque : quelques cylindres, très étroits, clairs, avec quelques rares noyaux inclus ; pas de cylindres granuleux.

L'examen de préparations sèches, fixées à l'alcool-éther et colorées à l'hématéine éosine démontre la présence d'assez nombreux cylindres étroits, colorés en rose, contenant quelques rares cellules uni ou multinucléées. Les cylindres sont très peu granuleux. Pas de cylindres épithéliaux. En moyenne, douze polynucléaires pour quatre-vingt-huit cellules mononucléées.

Bleu de méthylène.

Injection de 10 centigrammes à 6 heures du matin.

A 6 h. 1/2, coloration vert foncé des urines. La coloration va en augmentant d'intensité jusque vers midi où elle atteint un premier maximum.

A 2 heures, coloration vert pâle ; deuxième maximum à 4 heures.

A 6 heures, même coloration qui va en diminuant jusqu'à 10 heures du soir. L'urine de la nuit est vert très pâle et cette coloration persiste toute la journée du lendemain et la nuit suivante.

Le troisième jour, l'urine de six heures et de huit heures du

OBSERVATION VII

DIAGNOSTIC : Néphrite avec hypertension, galop, accidents urémiques passagers.

Novembre.

Dates			15	16	17	18	19	20
$\frac{\Delta V}{P}$	$\frac{\delta V}{P}$	$\frac{\Delta}{\delta}$						
5000	3000	2,5						
4500	2700	2,4						
4000	2400	2,3						
3500	2100	2,2						
3000	1800	2,1						
2500	1500	2						
2000	1200	1,9						
1500	900	1,8						
1000	600	1,7						
500	300	1,6						
0	0	1,5						
Volume			1800	2200	2400	2600	1700	
Δ			94	80	74	76	72	
NaCl			5,40	6,20	7,02	8,20	5,50	

Bleu de méthylène :

    Apparition : 1/2 heure ;
    Durée : 54 heures ;
    Rythme : policyclique continu.

Glycosurie phloridrique : Glycosurie normale ;
Toxicité urinaire : U = 34. C^u = 0,52 ;
Cryoscopie : $\Delta V/P$ = 2.623, $\delta V/P$ = 1.704, Δ/δ = 1,53.

matin ne renferme pas de bleu, mais on met le chromogène en évidence par la chaleur et l'acide acétique.

A midi, l'élimination cesse définitivement.

Donc :

Durée : cinquante-quatre heures ; forme continue polycyclique.

Glycosurie phloridzique.

Injection sous-cutanée de 5 milligrammes de phloridzine, à 11 h. 1/2 du matin. Une heure après, précipité rouge très net par action de la chaleur et de la liqueur de Fehling. Le sucre est de même mis très nettement en évidence, deux heures, trois heures et quatre heures après l'injection.

Cryoscopie.

$$Volume = 1800 \quad \Delta - 0°94 \quad NaCl = 5,40$$
$$on\ a : \Delta\ V/P = 2623 \quad \delta V/P = 1704 \quad \Delta/\delta = 1,53$$

Chlorurie alimentaire.

Le lendemain le malade ayant ingéré 10 grammes de NaCl,

$$on\ a : Volume = 2200 \quad \Delta = 0,80 \quad NaCl = 6,20$$
$$d'où : \Delta V/P = 2728 \quad \delta V/P = 1438 \quad \Delta/\delta = 1,89$$

Le lendemain :

$$Volume = 2400 \quad \Delta = 0,74 \quad NaCl = 7,02$$
$$on\ a : \Delta V/P = 2753 \quad \delta V/P = 1164 \quad \Delta/\delta = 2,36$$

Le lendemain :

$$Volume = 2600 \quad \Delta = 0°76 \quad NaCl = 8,20$$
$$on\ a : \Delta V/P = 3063 \quad \delta V/P\ 1048 \quad \Delta/\delta = 2,92$$

On cesse l'ingestion de chlorure de sodium et l'on a le lendemain :

$$Volume = 1700 \quad \Delta = 0°72 \quad NaCl = 5,50$$
$$D'où : \Delta V/P = 1897 \quad \delta V/P = 1013 \quad \Delta/\delta = 1,87$$

Toxicité urinaire.

Poids du malade : 64 kg. 500, poids du lapin : 2 kg. 320.

Volume des urines = 1700.

Nombre de centimètres cubes employés : 120.

Une urotoxie est fournie par 52 centimètres cubes.

Nombre d'urotoxies par vingt-quatre heures = 34.

Coefficient urotoxique = 0,52.

OBSERVATION VIII

(due à l'obligeance de M. ANDRÉ, interne du service).

S. M..., vingt-trois ans, femme de chambre. Entrée le 31 octobre 1902 (salle B. Teissier, lit n° 7).

Il y a un an, adénite bacillaire opérée.

. Accouchement il y a un mois. Pendant sa grossesse (au premier mois), la malade a été opérée de salpingite par colpotomie. Elle présenta en outre à ce moment de l'albumine et des vomissements. On diagnostique néphrite aiguë.

Au quatrième mois l'albumine disparaît, mais reparaît au septième mois, pendant quinze jours. L'accouchement eut lieu à terme.

Actuellement : faiblesse générale, oppression, palpitations.

Douleurs rhumatoïdes.

Au cœur : pointe dans le quatrième espace. Souffle inorganique post-systolique, nettement surajouté au premier bruit. Pas de souffle jugulaire, ni oculaire.

Pouls régulier, sans hypertension.

Rien aux poumons.

Douleurs dans les deux fosses iliaques.

Pertes blanches.

Oligurie très marquée. Traces d'albumine.

10 novembre. — Au cœur, léger dédoublement méso-cardiaque du deuxième bruit, sans souffle.

Aux poumons : point de côté ; au sommet gauche rien

d'anormal ; au sommet droit les vibrations sont un peu exagérées, l'inspiration est obscure en arrière et surtout en avant sous la clavicule. Expiration rude, presque soufflante dans la fosse sus-épineuse droite.

Expectoration muco-purulente.

Albumine douteuse.

11 novembre. — Urines 800. Pas d'albumine. Pas de sucre. Urée : 27 grammes par litre.

13 novembre. — Urines 500. Urée : 15 grammes.

14 novembre. — Urines 600. Diarrhée.

17 novembre. — On donne de l'apocynum à la malade, mais l'oligurie persiste toujours, la quantité d'urine ne dépassant jamais 800. L'examen microscopique de l'urine fait par M. le Dr Cade ne révèle pas la présence de cylindres, mais quelques cellules pavimenteuses.

Bleu de méthylène.

Le 20 novembre la malade ingère un cachet de 0 gr. 10 de bleu de méthylène à 9 h. 1/2 du matin.

A 10 heures, rien. A 11 heures, très faible quantité de chromogène. A midi et demi, chromogène nettement régénéré par action de la chaleur et de l'acide acétique.

A 2 heures le bleu apparaît en nature. La coloration se fonce de plus en plus jusqu'à 7 heures du soir, persiste avec une forte intensité toute la nuit, et le lendemain jusqu'au soir ; elle diminue alors et reprend quelques heures après la même coloration vert foncé.

Le 22, coloration assez intense toute la journée.

L'élimination cesse le 23 à 11 heures du matin.

Donc durée soixante-treize heures, à forme continue polycyclique.

Glycosurie phloridzique.

Le 21, injection de 0 gr. 005 de phloridzine à 11 h. 1/2 du matin.

A midi, pas de sucre.

OBSERVATION VIII

DIAGNOSTIC : Néphrite gravidique il y a quelques mois ;
Actuellement : Anémie, pas d'albumine.

Novembre.

Dates			25	26	27	28	29	30
$\frac{\Delta V}{P}$	$\frac{\Sigma V}{P}$	$\frac{\Delta}{\delta}$						
5500	3300	2,1						
5000	3000	2						
4500	2700	1,9						
4000	2400	1,8						
3500	2100	1,7						
3000	1800	1,6						
2500	1500	1,5						
2000	1200	1,4						
1500	900	1,3						
1000	600	1,2						
500	300	1,1						
Volume			500	800	700	600	600	
Δ			174	178	186	176	178	
NaCl			7,6	11,2	11,1	8,77	8,70	

Bleu de méthylène :
Apparition : Chromogène, 1 h. 1/2. Bleu, 4 heures.

Durée :   77 heures.
Rythme :   Polycyclique continu.

Glycosurie phloridzique : normale (3 gr.) ;
Toxicité urinaire : $C^u = 0,230$;
Cryoscopie : $\Delta V/P = 1.611$, $\delta V/P = 1.450$, $\Delta/\delta = 1,36$.

A 1 heure : abondant précipité rouge.

A 2 h. 1/2 : précipité très net.

A 4 heures : léger précipité, de même à 6 heures.

Dosage du sucre : 3 grammes.

Toxicité urinaire.

L'épreuve de la toxicité urinaire est pratiquée le 26 novembre en présence des élèves au cours de M. le professeur Teissier.

Poids de la malade : 54 kilogrammes. Poids du lapin : 2.700.

Quantité d'urines : 800 c.c.

Après une phase d'accélération des mouvements respiratoires, rappelant le rythme de Cheyne-Stokes, avec des arrêts et des reprises, on constate de l'abaissement de la température, de l'exorbitisme, du myosis, quelques convulsions et la mort.

Nombre de centimètres cubes employés : 151.

Une urotoxie est fournie par 55 c.c.

Nombre d'urotoxies en vingt-quatre heures : 14.

Coefficient urotoxique : 0,230.

Cryoscopie.

Le 25 novembre :

$$\text{Volume} = 500 \qquad \Delta = -1,74 \qquad \text{NaCl} = 7,6$$
$$\text{on a :} \quad \Delta V/P = 1611 \qquad \delta V/P = 1450 \qquad \Delta/\delta = 1,36$$

Chlorurie alimentaire.

La malade ingère 10 grammes de NaCl et on a le lendemain :

$$\text{Volume} = 805 \qquad \Delta = -1°,78 \qquad \text{NaCl} = 11,2$$
$$\text{on a :} \quad \Delta V/P = 2637 \qquad \delta V/P = 1624 \qquad \Delta/\delta = 1,62$$

Le 27 novembre :

$$\text{Volume} = 700 \qquad \Delta = -186 \qquad \text{NaCl} = 11,1$$
$$\text{on a :} \quad \Delta V/P = 2411 \qquad \delta V/P = 1533 \qquad \Delta/\delta = 1,57$$

Le 28 novembre :

$$\text{Volume} = 600 \qquad \Delta = -176 \qquad \text{NaCl} = 8,77$$
$$\text{on a :} \quad \Delta V/P = 1955 \qquad \delta V/P = 1254 \qquad \Delta/\delta = 1,43$$

Le 29 novembre :

Volume = 600   Δ = —178   NaCl = 8,70
on a :   ΔV/P = 1977,   δV/P = 1388   Δ/δ = 1,42

OBSERVATION IX

(Due à l'obligeance de M. ANDRÉ, interne du service.)

Néphrite sénile. — Hypertension. — Albuminuerie. —
Asthénie profonde. — Emphysème.

A. Th..., soixante-treize ans, fileuse de laine. Entrée le
19 novembre 1902. Salle B. Teissier, lit n° 11. Service de
M. le professeur Bondet. Rien à relever dans les antécédents
héréditaires.

Personnellement, une grossesse avec accouchement normal.

En 1872, jaunisse qui dura trois mois, sans coliques hépatiques.
Vers 1880, elle eut « des fièvres » avec troubles délirants
revenant tous les mois ou tous les deux mois, sans troubles
somatiques. Durée deux ou trois ans.

Pas d'alcoolisme.

L'affection actuelle remonte à quatre ans.

Début par dyspnée d'effort en montant les escaliers.

Cette oppression, peu marquée l'été, augmentait beaucoup
l'hiver.

Depuis un an la dyspnée est beaucoup plus vive, avec point
de côté changeant souvent de place.

A l'examen : Aspect sénile, arc périkératique, amaigrissement.
La malade paraît nerveuse et dans un état d'affaissement et
d'épuisement extrêmes.

Dès qu'on l'examine la dyspnée s'accentue (70 à 75 respi-
rations à la minute).

Réflexes rotuliens un peu brusques. Anesthésie conjonctivale
et cornéenne.

Appareil digestif : Anorexie, constipation habituelle, tenace,
digestions lentes, pénibles,

Appareil respiratoire : Thorax en carène, emphysème très marqué, avec râles muqueux de bronchite. La malade tousse peu et ne crache pas.

Rien aux bases.

Au cœur : larges battements épigastriques. Pointe non sentie mais abaissée, semble-t-il à l'auscultation. Bruits normaux. Pas de tuméfaction des jugulaires, pas d'œdème des jambes. Surélévation de l'aorte et des sous-clavières. Athérome périphérique très marqué. Hypertension (24 au sphygmomanomètre de Potain).

Pouls régulier. Température normale. Albumine.

Examen microscopique. — Fait par M. le Dr Cade.

Préparation fraîche : Quelques cylindres peu abondants formés d'une substance légèrement grenue.

Préparation sèche, après fixation et coloration à l'hématéine-éosine : Presque pas d'éléments figurés reconnaissables ; quelques cellules pavimenteuses ; quelques rares lymphocytes ; quelques amas granuleux rares, sans forme régulière.

Bleu de méthylène.

20 novembre. — Ingestion de 0 gr. 10 de bleu à 2 h. 1/2.

Début à 3 heures, coloration vert pâle. La coloration devient de plus en plus intense jusqu'à 8 heures du soir.

Le 21, coloration vert foncé presque uniforme toute la journée.

Le 22, coloration vert pâle qui persiste toute la journée, le lendemain et le surlendemain jusqu'à midi.

Donc, durée : Cent onze heures, à forme continue cyclique.

Glycosurie phloridzique.

Injection sous-cutanée de 5 milligrammes de phloridzine, le 23, à 11 heures du matin. A midi, 1 heure, 2 h. 1/2, 4 heures, 6 heures, la liqueur de Fehling ne décèle pas la plus petite trace de sucre.

Donc : Anaglycosurie absolue.

OBSERVATION IX

Diagnostic : Néphrite sénile, hypertension.

Novembre.

Dates			25	26	27	28	29	30
$\frac{\Delta V}{P}$	$\frac{\delta V}{P}$	$\frac{\Delta}{\delta}$						
5500	3300	2,1						
5000	3000	2						
4500	2700	1,9						
4000	2400	1,8						
3500	2100	1,7						
3000	1800	1,6						
2500	1500	1,5						
2000	1200	1,4						
1500	900	1,3						
1000	600	1,2						
500	300	1,1						
Volume			700	600	600	600	650	
Δ			126	154	156	160	110	
Na Cl			5	9,36	9,30	11,70	10,5	

Bleu de méthylène :

    Début :   1/2 heure ;
    Durée :   111 heures ;
    Rythme : cyclique continu.

Glycosurie phloridzique : Anaglycosurie ;
Toxicité urinaire : 0,330 ;
Cryoscopie : $\Delta V/P = 2.450$, $\delta V/P = 1.662$, $\delta/\Delta = 1,31$.

Cryoscopie.

Le 25 novembre :

Volume $= 700$ $\Delta = -126$ NaCl $= 5$

on a : $\Delta V/P = 2450$ $\delta V/P = 1662$ $\Delta/\delta = 1,31$

Chlorurie alimentaire.

La malade ingère 10 grammes de NaCl pendant trois jours :

Volume $= 600$ $\Delta = -154$ NaCl $= 9,36$

on a : $\Delta V/P = 2566$ $\delta V/P = 1621$ $\Delta/\delta = 1,55$

Le 27 novembre :

Volume $= 600$ $\Delta = -156$ NaCl $= 9,30$

on a : $\Delta V/P = 2600$ $\delta V/P = 1654$ $\Delta/\delta = 1,57$

Le 28 novembre :

Volume $= 600$ $\Delta = -160$ NaCl $= 11.70$

on a $\Delta V/P = 2566$ $\delta V/P = 1477$ $\Delta/\delta = 1,70$

Après cessation de l'ingestion de chlorure de sodium, on a le 29 novembre :

Volume $= 650$ $\Delta = -110$ NaCl $= 10,50$

on a : $\Delta V/P = 1986$ $\delta V/P = 829$ $\Delta/\delta = 2,39$

CHAPITRE VI

Considérations critiques

Après l'exposé de ces observations, il importe maintenant de rapprocher les résultats obtenus et d'essayer d'en
tirer quelques conclusions relatives à la valeur séméiologique et à l'application pratique des procédés d'exploration
de la perméabilité rénale.

Pour faciliter l'intelligence de ce qui va suivre, nous
avons groupé nos observations en un tableau récapitulatif
permettant de se rendre compte par un simple coup d'œil
des résultats obtenus chez chaque malade par chacun des
procédés employés.

Constatons tout d'abord un premier point; c'est que chaque
méthode prise en particulier ne suffit pas pour donner une
idée suffisante de l'état de la perméabilité rénale. En
effet, les résultats obtenus ne répondent pas toujours à ce
qu'on semblerait devoir attendre.

C'est ainsi que la toxicité urinaire peut être augmentée dans des cas où la perméabilité rénale est manifestement
démontrée à l'aide d'autres méthodes d'exploration (obs. II,
V). Mais cela n'enlève rien à la valeur de la méthode. La

recherche de la toxicité urinaire est en effet un procédé rigoureusement scientifique si elle est bien faite et si la recherche de la toxicité du sérum est effectuée parallèlement. Le procédé est encore plus précis si, comme le conseille M. le professeur Bouchard, on rapporte la toxicité au kilogramme d'albumine fixe. Mais il faut tenir compte dans l'interprétation des résultats des considérations suivantes :

Tout d'abord, de fortes toxicités peuvent dépendre de considérations spéciales et pourtant le rein se trouver atteint. MM. Teissier et Roque (*Compte rendu de l'Académie des Sciences*, 1888) ont bien montré la forte toxicité de certaines urines, riches en albumines, telles qu'on en trouve dans le cas de néphrite aigüe par exemple (obs. VI). M. le professeur Teissier a montré depuis que c'est souvent la qualité de l'albumine qu'il faut examiner, les albumoses, certaines deutéroprotéoses étant éminemment toxiques.

Mais, d'autre part, hypotoxicité urinaire n'est pas toujours synonyme de lésion rénale et l'influence de l'alimentation et particulièrement du régime lacté est remarquable à cet égard.

Enfin, l'hypotoxicité peut tenir , non pas à des phénomènes de rétention au niveau du rein, mais à la diminution de la production des toxines dans l'organisme. C'est ce qu'on observe, par exemple, dans certains cas de fièvre thyphoïde, rapportés par M. le professeur Teissier, où la toxicité urinaire subit une diminution considérable sous l'influence de l'antisepsie gastro-intestinale.

La toxicité urinaire, faite isolément, ne permet donc pas de trancher la question. Nous ajouterons encore que,

pratiquement, elle est d'une application délicate, trop délicate peut-être pour les besoins journaliers de la clinique.

Le bleu de méthylène, pris isolément, ne permet pas
davantage de se faire une idée suffisante de l'état de la
perméabilité. Sans doute les résultats qu'il donne sont
précieux et méritent d'être pris en sérieuse considération,
mais si nous nous rapportons à la physiologie du rein,
nous savons que la fonction de l'élimination se produit à
des niveaux différents, au niveau du glomérule et au
niveau des épithéliums.

Le bleu de méthylène nous renseigne-t-il sur l'état du
filtre glomérulaire et sur l'état de la barrière épithéliale ?
Non, le bleu s'élimine au niveau des épithéliums et laisse
dans l'ombre le filtre glomérulaire. Il s'ensuit donc que
si l'opération du bleu est positive, cela n'indique pas que
le glomérule fonctionne d'une façon normale, et il est de
toute nécessité de recourir à une autre méthode pour en
apprécier la valeur fonctionnelle.

La cryoscopie n'est plus passible de ces objections et
soit que nous envisagions l'état du glomérule ou l'état
des épithéliums la cryoscopie nous renseigne également.
À l'élimination glomérulaire correspond en effet la diurèse
moléculaire totale ; forte, elle indique toujours un glomérule intact ; faible, un glomérule altéré. Dans son cours
magistral du mois de novembre, M. le professeur Teissier
nous rapportait à cet égard des observations saisissantes et
dans un cas particulièrement remarquable, seule la constatation d'une forte diurèse moléculaire totale permit malgré un ensemble de symptômes des plus concordants
d'écarter le diagnostic de néphrite interstitielle (Teissier,
cours magistral 1902).

A. Miorcec.   6

La cryoscopie renseigne d'autre part, comme le bleu, sur l'état de la barrière épithéliale, au moyen de la formule Δ/P, et, par la constatation du rapport Δ/δ, sur le taux des échanges moléculaires.

Enfin, au moyen de la formule : $M = K \times P/V$, la cryoscopie permet d'obtenir le poids de la molécule élaborée moyenne, dont les rapports avec la toxicité urinaire sont particulièrement importants.

Nous ajouterons que pratiquement la cryoscopie est d'une exécution minutieuse, sans doute, mais moins délicate assurément que la toxicité urinaire, et mérite une place de premier ordre dans les investigations cliniques. Si les méthodes qui précèdent nous renseignent sur le filtre glomérulaire et sur le filtre épithélial, il en est une qui permet de pousser plus avant l'étude du fonctionnement rénal, c'est la glycosurie phloridzique. Cette méthode a sa place bien à part parmi les procédés d'exploration de la perméabilité rénale. Sans doute elle marche souvent de pair avec la méthode de MM. Achard et Castaigne (obs. I, II, IV, IX), avec la toxicité urinaire (obs. I, III, IV, VII), avec la cryoscopie (obs. III, IV, VI, VII, VIII, IX), avec la chlorurie alimentaire (obs. II, III, V, VII, IX), mais dans certains cas elle marche isolément, en dehors des autres procédés. Nous attirerons à cet égard l'attention sur deux observations bien caractéristiques.

La première (obs. VIII) est celle d'une femme qui à l'occasion d'une grossesse récente a fait une poussée de néphrite et chez laquelle l'imperméabilité rénale est nettement démontrée par la concordance des épreuves du bleu, de la cryoscopie (faible diurèse moléculaire totale), de la toxicité urinaire et de la chlorurie alimentaire.

La seconde (obs. IX) est l'histoire d'une vieille femme atteinte de néphrite sénile avec hypertension et chez laquelle l'imperméabilité rénale est aussi accusée par la concordance des épreuves du bleu et de la chlorurie alimentaire. Or tandis que cette dernière présente une anaglycosurie absolue, la première après une injection de phloridzine élimine 3 grammes de sucre.

Comment expliquer cette contradiction ? C'est ici que nous devons faire intervenir une conception tout récemment développée par M. le professeur Teissier et qui éclaire d'un jour tout nouveau la signification de la glycosurie phloridzique. On a longtemps discuté pour connaître la cause du dédoublement de la phloridzine au niveau du rein, et l'accord n'est pas encore fait sur ce point. Pour M. le professeur Teissier c'est l'action de la sécrétion interne du rein qu'il faut invoquer si l'on veut connaître le mécanisme intime de ce dédoublement, et dès lors la glycosurie phloridzique dissocie en quelque sorte sous nos yeux la double fonction rénale, fonction d'élimination, fonction endo-sécrétoire, et nous donne une explication précise des contradictions observées : grand retard du bleu dans l'observation VIII parce que chez cette femme la fonction d'élimination est touchée, mais aussi glycosurie normale, parce que la sécrétion interne du rein n'est pas abolie. Retard dans l'élimination du bleu (obs. IX) et parallèlement anaglycosurie parce que la double fonction éliminatoire et endo-sécrétoire est ici altérée. Et si l'on se reporte à l'examen clinique de ces deux malades, on constate un état général très satisfaisant dans le premier cas, une asthénie et une faiblesse profonde dans le second. Il y a là un fait particulièrement remarquable et qui

nous permet de conclure, avec M. le professeur Teissier,
que la glycosurie phloridzique a une signification toute
spéciale : elle renseignerait très vraisemblablement sur la
fonction endo-sécrétoire du rein, sur l'état de résistance
de l'organisme vis-à-vis de la lésion rénale. Normale, la
glycosurie phloridzique marche le plus souvent de pair
avec l'épreuve du bleu de méthylène et cela se conçoit
puisque l'équilibre fonctionnel de la cellule épithéliale est
maintenu, mais cet équilibre vient-il à être rompu, la
fonction endo-sécrétoire devient-elle insuffisante ou per-
siste-t-elle au contraire malgré une lésion de la barrière
épithéliale, seule la glycosurie phloridzique est suscep-
tible de nous renseigner à cet égard. Il nous semble donc
que nous avons là un moyen des plus délicats, et qui
s'impose dans toute recherche sur l'état de l'intégrité
fonctionnelle du rein.

Quant à la chlorurie alimentaire, il semble difficile
actuellement de se prononcer à son égard en toute con-
naissance de cause. Pourtant il nous paraît ressortir de
nos observations que la recherche de la chlorurie alimentaire n'indique pas toujours très nettement l'état de la
fonction glomérulaire (obs. II, retard de la chlorurie
avec bonne diurèse moléculaire totale ; de même observation IX).

Peut-être faut-il faire intervenir, dans ces cas, suivant
la conception de M. Achard, la rétention des chlorures
au niveau des tissus, plutôt que l'imperméabilité glomérulaire. Et en effet c'est surtout chez des malades présentant des œdèmes, des troubles de la tension osmotique
profonde des tissus, que se présente le retard de l'élimination des chlorures (Teissier, Cours magistral 1902).

L'ingestion de NaCl servirait à réparer les pertes, la non-élimination ne devenant dès lors plus synonyme d'imperméabilité glomérulaire.

Telles sont les considérations générales que nous avons cru devoir apporter sur chaque méthode en particulier ; nous devons maintenant les prendre toutes en bloc et rechercher si pour un cas donné elles parlent toutes dans le même sens, si elles ont toutes la même valeur. En jetant les yeux sur le tableau récapitulatif de nos observations, nous voyons s'en dégager un certain nombre de faits :

Tout d'abord, en général, la cryoscopie et la toxicité vont ensemble. Nous avons souligné dans notre tableau les chiffres représentant ces valeurs dans les observations II, IV, VII, et l'on voit nettement que dans les deux extrêmes une des plus fortes toxicités correspond précisément à la plus forte diurèse moléculaire totale, la plus faible toxicité (obs. III) à la plus faible diurèse. Ajoutons que, en cas de fissure épithéliale, cryoscopie, toxicité et bleu vont ensemble.

Le rapport de la diurèse moléculaire élaborée avec la toxicité n'est pas évident, mais il n'en est plus de même de ses relations avec l'élimination du bleu. On constate en effet dans notre tableau qu'à un retard de l'élimination du bleu correspond souvent une grande élévation de Δ/δ (obs. I, II, IV) une glycosurie normale correspond souvent à un bleu normal (obs. VII), une anaglycosurie à un long retard dans l'élimination du bleu (obs. VIII et IX) mais il y a des exceptions et la glycosurie parle isolément s'il y a rupture dans l'équilibre des deux fonctions de la cellule rénale (obs. VIII).

Quant à la chlorurie alimentaire, il ne nous semble

OBSERVATIONS	BLEU Début N.	BLEU Début R.	BLEU Durée norm.	BLEU Durée prol.	CRYOSCOPIE Δ	$\frac{\Delta V}{P}$	$\frac{\delta V}{P}$	$\frac{\Delta}{\delta}$	TOXICITÉ URIN. forte	norm.	faible	GLYC. PHLORID. norm.	hypo	ana	CHLORURIE alimentaire norm.	retard.
I — Néph. chron.		+		+	62	2.305	1.292	1,85			0,372			+		
II — Néph. post.-grip.		+		+	72	3.124	1.626	1,92	0 567				+			±
III — Rh. art. aigu.		+	+		60	1.509	837	1,80			0,320		+			léger retard
IV — Asystolie.		+		+	120	900	570	1,57			0.230		+			
V — Rh. art. aigu.		+	+		60	2.201	1.154	1,90	0,590				+			+
VI — Néph. aiguë.		+	+		58	2.081	1.152	1.80	0,630				+		±	
VII — Néph. galop.	+		+		94	2 623	1.704	1,53	0 520			+			+	
VIII — Néph. gravid.		±		±	174	1.611	1.430	1,36			0,230	+				léger retard
IX — Néph. sénile.	+			+	126	2.450	1.662	1,31			0,330			±		±

Tableau recapitulatif des Observations.

Nous attirons particulièrement l'attention sur les remarques suivantes :

Obs. II. — Marche parallèle de la toxicité urinaire et de la diurèse moléculaire totale. Chlorurie retardée avec cryoscopie bonne ($\Delta V/P$).

Obs. IV. — Faible toxicité avec faible diurèse moléculaire totale.

Obs. VI. — Chlorurie normale avec insuffisance cryoscopique manifeste.

Obs. V et VI. — Chlorurie normale avec forte toxicité.

Obs. VIII. — Grand retard de l'élimination du bleu avec glycosurie normale.

Obs. IX. — Marche parallèle de l'élimination du bleu (grande prolongation), de la glycosurie phloridzique (anaglycosurie), de la chlorurie alimentaire (retard).

pas qu'elle marche toujours de pair avec la fonction glomérulaire comme semblent le prouver les observations II
et IX dans lesquelles le retard de la chlorurie correspond
à des diurèses moléculaires totales bien suffisantes. Mais,
d'autre part, il semble y avoir corrélation entre les renseignements donnés par la chlorurie et ceux donnés par
la toxicité urinaire. Bonne chlorurie avec forte toxicité
dans les observations II et VII, retard avec faible toxicité
dans les observations III et VIII.

Nous n'avons pu, l'observation de nos malades n'ayant
pas eu une durée suffisante, nous rendre un compte exact
de la valeur pronostique attribuée par MM. Claude et
Mauté à l'épreuve de la chlorurie. Il est à souhaiter que
des observations nouvelles viennent fixer définitivement
la signification de cette intéressante méthode.

CONCLUSIONS

1. Chacun des procédés que nous venons d'étudier, pris
en particulier, ne permet pas d'acquérir des notions suffisantes sur l'état de la perméabilité rénale et à plus forte
raison sur la fonction rénale envisagée dans son ensemble.

2. Il faut contrôler ces procédés les uns par les autres.

3. Trois renseignements d'une importance capitale
doivent être acquis pour juger l'état de la fonction rénale :
état du filtre glomérulaire, état du filtre épithélial, état de
la fonction endosécrétoire.

4. Il nous semble que l'on peut corrélativement limiter
la recherche à trois procédés d'exploration :

a) La cryoscopie, qui permet d'apprécier le taux de la
filtration glomérulaire (ΔV/P), le fonctionnement de
l'épithélium tubulaire dans ses actes d'élaboration, et
d'une façon générale, mais approximative, le degré de la
toxicité urinaire ;

b) Le bleu de méthylène qui donne une idée de la filtration au niveau des épithéliums;

c) La glycosurie phloridzique, qui pénètre plus avant le mécanisme de la fonction rénale et nous renseigne à la fois sur l'état de la fonction endosécrétoire du rein et sur la résistance de l'organisme.

INDEX BIBLIOGRAPHIQUE

ACHARD et CASTAIGNE. — Diagnostic de la perméabilité rénale. *Soc. méd. des Hôpitaux*, 18 juin 1897, 14 janvier 1898, 24 février 1899.

— Examen clinique des fonctions rénales par l'élimination provoquée (Monographies cliniques, 1900).

ACHARD et CLERC. — *Bull. et rev. de la Société méd. des Hôpitaux de Paris*, février 1900.

ACHARD et DELAMARE. — Glycosurie phloridzique et exploration des fonctions rénales. *Soc. méd. des Hôpitaux*, 7 avril 1899.

ALBARRAN, BERNARD, BOUSQUET. — Sur la cryoscopie appliquée à l'exploration de la fonction rénale. Congr. urol., octobre 1899.

BARD. — *Gazette hebdomadaire de médecine*, 1897.

BARD et BONNET. — Recherches et considérations cliniques sur les différences de perméabilité rénale dans les diverses espèces de néphrites. *Archives génér. de méd.*, février, mars, avril 1898.

BERNARD. — Les fonctions des reins dans les néphrites chroniques (thèse de Paris, février 1900.

— Toxicité du sérum sanguin et de l'urine. *Revue de médecine*, février 1900.

— *Bulletin et mém. de la Soc. méd. des Hôpitaux*, 26 janvier 1900. Discuss. 2 et 9 janvier.

— *Revue de médecine*, 1902, 210-250.

BOUCHARD. — Leçons sur les auto-intoxications dans les maladies, (1877).

— Traité de pathologie générale.

— *Journal de physiologie et de pathologie générale*, 1901.

BARAILHÉ. — Cryoscopie des urines normales (thèse de Lyon, 1901).

CHAUFFARD et CASTAIGNE. — Valeur sémiologique de l'épreuve du bleu de méthylène chez les hépatiques. *Soc. méd. des Hôpitaux*, 23 avril 1898.

CHAUFFARD et CAVASSE. — Contr. à l'étude de la perméabilité rénale chez les hépatiques. *Presse médicale*, 12 mars 1898.

CLAUDE et BALTHAZARD. — Cryoscopie appliquée aux maladies du cœur et des reins. *Presse médicale*, 7 février 1900.

CLAUDE et MAUTÉ. — Chlorurie alimentaire expérimentale dans les néphrites. *Bull. et mém. de la Société médic. des Hôpitaux*, 2 mai 1902.

— *Archives générales de médecine*, août 1902.

CLOUPET. — Glycosurie phloridzique. Thèse de Toulouse 1899.

DELAMARE. — Thèse de Paris, 1899.

DREYFUS. — Thèse de Lyon, 1898, n° 167.

EHRMANN. — Recherches expérimentales sur la toxicité des urines pathologiques. Thèse de Nancy, 1887.

LÉPINE. — *Lyon médical*, 20 février 1898, p. 251.

— *Lyon médical*, 24 avril 1898, p. 573.

— Elimination du rouge trisulfonate de soude. *Soc. médicale de Lyon*, 25 juillet 1898.

— Valeur clinique des résultats fournis par le bleu, 31 janvier 1898.

— *Bull. et mém. de la Soc. médic. des Hôpitaux*, 1902, 30 XIX.

MAYET. — Traité de diagnostic médical et de sémiologie.

MAZAUD. — Thèse de Paris, 1898.

PUGNAT et REVILLIOD. — *Arch. générales de médecine*, juillet 1902.

TEISSIER et ROQUE. — *Comptes rendus de l'Académie des sciences*, 1888. « Nouvelles recherches sur la toxicité des urines albumineuses ».

TEISSIER. — Cours magistral, 1902.

Lyon. — Imp. A. Storck et Cⁱᵉ, 8, rue de la Méditerranée.

www.ingramcontent.com/pod-product-compliance
Ingram Content Group UK Ltd.
Pitfield, Milton Keynes, MK11 3LW, UK
UKHW022321070726
13614UKWH00002B/877